AF613456

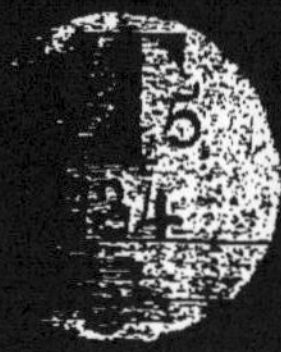

Extrait de l'Examinateur médical, — 1842.

ÉTUDES

SUR LES

DOCTRINES DE J. HUNTER

LUES A LA SOCIÉTÉ MÉDICO-PRATIQUE DE PARIS;

PAR

M. J.-F. TESSIER,

Médecin du bureau central des Hôpitaux.

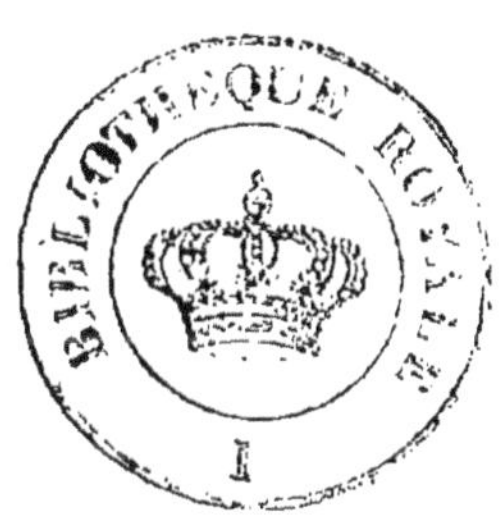

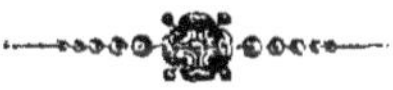

PARIS

IMPRIMERIE DE P. BAUDOUIN,

RUE DES BOUCHERIES-S.-G., 38.

1842

Imprimerie de P. Baudouin, rue des Boucheries St-Germain, 38.

ÉTUDES

SUR LES DOCTRINES DE J. HUNTER.

J'ai essayé précédemment (1) de donner une idée de J. Hunter, et de l'importance d'une traduction de ses œuvres complètes, telle que l'a entreprise et bientôt achevée M. Richelot, notre honorable confrère. Nous n'avons pas été médiocrement étonnés de voir un jeune paysan écossais venir à Londres pour tenir les rênes de la science médicale pendant la seconde moitié du XVIIIe siècle. Or, Messieurs, la grandeur d'un homme ne se discute pas, elle se sent; c'est un témoignage que les contemporains, ou la postérité, donnent de leur plein gré, et ce témoignage n'a point manqué à J. Hunter. Il ne s'agit donc plus pour nous d'apprécier le mérite de ce savant, de contrôler ses titres à la gloire; je plaindrais celui qui ne comprendrait pas ce qu'il y avait de grand dans cette pensée : *faire l'histoire des êtres vivans à l'état normal pour en déduire l'histoire de leurs maladies, et enfin éclairer la médecine de toute la lumière que les méthodes des naturalistes peuvent lui fournir*. Or, cette pensée n'a point été un rêve : elle renferme la vie de J. Hunter, et le musée huntérien n'en est que la grande et puissante expression, si incomplète que la mort nous l'ait donnée. Je le répète, s'il s'agissait d'admirer J. Hunter en ce moment, mon admiration serait aussi grande que l'est chez moi le sentiment de la grandeur de ses œuvres. Mais je viens accomplir une tâche plus difficile, plus pénible, celle de peser au poids de la raison et de l'expérience les doctrines que Hunter nous a transmises, et dont M. Richelot vient d'enrichir notre littérature. La gloire de Hunter est au dessus de la critique; mais les doctrines de ce grand homme ne sont point au dessus de la vérité. C'est elle qu'il chercha toute sa vie ; c'est elle que nous allons chercher dans l'examen de ses

(1) Nous n'avons pu insérer ici les détails biographiques, malgré l'intérêt qu'ils présentent. (N. des R.)

œuvres ; nous dirons franchement là où nous ne la rencontrerons pas.

D'ailleurs, est-ce bien à Hunter qu'il faut imputer ses erreurs? N'est-ce point à l'influence de la philosophie de Bacon que nous devons les attribuer? Je le crois pour ma part. On ne sait vraiment que penser de l'esprit humain, en voyant des hommes éminens comme Hunter, proclamer qu'ils ne croient qu'aux faits et à l'expérience, puis suivre avec servilité les erremens de quelque prétendu philosophe, dont le plus grand mérite est ordinairement d'avoir justifié ou favorisé quelque erreur chérie de ses contemporains, et s'appuyer sur les dogmes de ce maître pour nier, avec mépris, les faits et l'expérience de ceux qui les ont précédés. C'est depuis Bacon que chacun fait naître la science du jour où il a commencé à la balbutier, et depuis que le XVIIIe siècle a impatronisé, chez nous, le chancelier de Vérulam, qui n'avons-nous pas entendu proclamer qu'enfin la médecine venait de naître ?

Or, autant qu'on peut remonter à une cause par ses effets, il nous a semblé que le philosophe sur lequel Hunter s'appuie était Bacon : cela deviendra évident dès les premières pages des *principes de chirurgie*. Nous n'avons point à nous expliquer ici sur le philosophe anglais, mais; si j'avais à le faire, j'adhérerais pleinement à ce jugement de Joseph de Maistre : « Je me borne à demander comment il est possible qu'un tel » homme ait usurpé une telle réputation dans l'ordre des sciences. Certes, il n'existe pas de plus grande preuve de la puissance d'une nation et de l'extravagance d'une autre (1). »

LEÇONS SUR LES PRINCIPES DE LA CHIRURGIE.

« Dans ces leçons, dit Hunter, je me propose de commencer par la physiologie de l'économie animale, considérée dans son état naturel ou de santé, et de traiter ensuite de la pathologie, c'est-à-dire, de la physiologie de la maladie qui peut être appelée la perversion des phénomènes naturels de l'économie. Dans cette seconde partie, je m'occuperai d'abord des maladies les plus simples et les plus naturelles, de celles qui naissent spontanément ; puis des moyens de restauration, sur lesquels je m'étendrai d'une manière spéciale, et dont le premier est l'inflammation adhésive, communément appelée gué-

(1) Examen de la philosophie de Bacon. — Ouvrage posthume du comte Joseph de Maistre. 1836.

rison par première intention; ensuite des inflammations qui conduisent à la suppuration, au développement des granulations (bourgeons charnus), et à la cicatrisation. J'étudierai même les maladies spécifiques, comme le trismus, les scrofules, etc.; enfin, les poisons, comme la syphilis, le cancer. »

Je ne ferai point remarquer tout ce que ces lignes renferment d'erreurs : 1° Cette définition de la maladie qui n'est qu'une périphrase; 2° Cette nosologie sans base de classification; 3° Cet exemple de *poisons* pris dans le cancer. J'ai voulu seulement indiquer le plan de notre auteur. Nous allons le suivre par chapitre, en ayant soin, lorsqu'il traitera de l'inflammation dans ces leçons, de nous transporter au traité spécial qu'il a écrit sur cette matière.

Ontologie de Hunter (1). — Notre pathologiste admet dans la nature une seule existence, la matière. Or, cette existence se présente sous deux modes qui constituent : le premier, la matière animée; le second, la matière inanimée. Mais qu'entend-il par matière? Le voici : « Par matière, nous entendons tout ce qui constitue le globe terrestre sur lequel nous » vivons, et dans la composition duquel il n'entre probablement qu'un petit nombre de substances, qui diffèrent les » unes des autres par leurs propriétés spécifiques (2). » C'est là du Bacon tout pur, c'est-à-dire une logomachie dans laquelle vous trouverez difficilement une pensée nette et claire. C'est, en effet, Bacon qui, le premier (3), appela matière l'ensemble des corps, des êtres corporels. Jamais, chez les Grecs, le mot de matière n'avait signifié rien de semblable. « L'antique philosophie voyait trois choses dans les corps : la matière, la forme, et ce qui résultait de leur union. Elle contemplait la matière primitive et première, séparée de toutes » les formes qui constituent les corps, et de toutes les forces qui les animent. Ils avaient donné à cette matière abstraite un nom qui manque dans le latin, comme dans nos » langues modernes (hylé, ὕλη), et que nous avons remplacé

(1) L'ontologie n'est autre chose que la théorie de l'être en général et des êtres en particulier. Ce mot n'a rien de plus effrayant que ceux de pathologie, de nosologie.

(2) Leçons sur les principes de la chirurgie, chap. Ier, p. 241.

(3) Systématiquement et dans un but.

» par l'expression de matière première. Or, Bacon était grand » ennemi de cette abstraction ; il voulait bien qu'on disséquât » la matière à la manière des anatomistes (1), mais c'était à » condition de la prendre toujours comme elle est (c'est son » expression) , c'est-à-dire sans la séparer de ses forces acti- » ves (2). » Spinosa , le baron d'Holbach, Cabanis, Broussais » n'ont pas fait autre chose. Vous voyez déjà Hunter victime de la confusion semée par une école philosophique. Bichat, ce génie si clair, si lucide, ne s'est pas laissé prendre à ce jargon des confusionistes. Tout le monde sait par cœur ce début de l'anatomie générale : « Il y a dans la nature deux » classes d'êtres, deux classes de propriétés, deux classes de » sciences. » C'est que Bichat avait le génie de la méthode ! Hunter ne nous parlera ni des corps inertes, ni des végétaux, ni des animaux, ni de l'homme. C'est toujours, soit de la matière végétale et animale, soit de la matière inanimée, qu'il s'agit dans son livre. Une fois cependant il nous dit : « C'est du corps humain que je veux principalement m'occu- » per (3)...... Et, comme l'homme est la portion la plus com- » pliquée de la création animale, il convient que j'expose d'a- » bord les principes généraux qui sont communs à tous les » êtres appartenant à ce règne, afin d'être mieux compris lors- » que j'arriverai au plus compliqué des organismes, l'orga- » nisme humain. »

Ainsi, résumons-nous : le globe que nous habitons est constitué par la matière. Celle-ci est inanimée ou animée. La matière animée, végétale ou animale, et l'homme est une portion de cette dernière. Dans cette théorie, les espèces ne sont que des propriétés de la matière, l'espèce humaine comme les autres, par conséquent.

Voilà, à coup sûr, le matérialisme scientifique dans toute sa nudité. Il repose sur la confusion de l'idée de matière avec l'idée de corps, sur la confusion d'un être abstrait avec les êtres concrets, sur un double sens donné à un mot, sur le plus vul-

(1) Melius est naturam secare quam abstrahere ; id quod Democriti schola fecit, quæ magis penetravit in naturam quam reliquæ. (Nov. org. lib. I, N° 51.)

(2) Joseph de Maistre. (*Examen de la philosophie de Bacon*, ch. X.)

(3) Loc. cit., p. 253.

gaire de tous les sophismes, celui qui consiste à réaliser des abstractions. Voilà Bacon.

Passons à la physiologie de Hunter : nous savons maintenant à quelle école, à quel système, il appartient (1).

PHYSIOLOGIE DE HUNTER. — Après une ontologie aussi obscure, il ne faut pas nous attendre à une physiologie bien lucide ; il est difficile que les ténèbres engendrent la clarté.

« Or, dit Hunter, la matière animale est douée d'un principe » que l'on appelle, dans le langage ordinaire, la *vie*. Ce principe est peut-être ce qu'il y a de plus difficile à concevoir » dans toute la nature, parce qu'aucun principe n'est aussi » complexe dans ses effets : aussi n'est-il point étonnant qu'il » n'y en ait aucun qui soit si mal compris. Mais quelque compliqué dans ses effets que paraisse la vie chez un animal » complexe, comme l'homme, elle n'est pas moins simple chez » lui que chez l'animal le plus simple, et elle peut, chez tous, » se réduire à une propriété unique. »

La matière animale, nous l'avons vu, n'est qu'une modification de la matière commune. Eh bien ! la vie n'est, à son tour, qu'une nouvelle modification de la matière animale. Telle est sa pensée ; en voici le développement (2).

« J'ai déjà dit que la matière animale peut se présenter » dans deux états : dans l'un, elle est douée d'un principe vital ; dans l'autre, elle en est privée. Le principe appelé la » vie, ne résulte donc pas de la modification particulière qui » est propre à la matière animale, puisque la même modification existe alors que le principe n'est plus. La matière animale, considérée, abstraction faite de la vie, paraît toujours » la même. Si la vie résultait de la modification particulière » qui caractérise la matière animale, elle ne cesserait que lorsque cette modification serait détruite, soit par des transformations spontanées, comme celles qui constituent sa fermentation, soit par quelques procédés chimiques ; et si elle » se détruisait par ces derniers moyens, elle pourrait être quelquefois reproduite par d'autres procédés analogues (3). La vie

(1) Il est bien entendu qu'il ne s'agit ici que de matérialisme scientifique, c'est-à-dire d'application des doctrines matérialistes à la science. Je ne prétends nullement que Hunter fût, en tout point, *matérialiste*.

(2) Leçons sur les principes de la chirurgie. Chap. 2. Du principe vital.

(3) Et la raison de ceci ? Un animal peut être tué par des agens chimi-

» paraît donc être quelque chose de surajouté à cette modi-
» fication particulière de la matière qu'on appelle matière ani-
» male (1); en d'autres termes, cette modification de la ma-
» tière subit un nouvel arrangement (2), d'où nait le prin-
» cipe (3) de la vie, et qui peut être détruit, bien que la mo-
» dification, en vertu de laquelle elle est constituée matière
» animale, reste la même. Si cette explication est exacte, ce
» nouvel arrangement (4), dont la vie est le résultat, ne doit
» pas pas être confondu avec la disposition qui préside à la
» formation des parties ou organes, et qui est probablement
» un arrangement mécanique, ou au moins organique (5),
» mais ce doit être un arrangement spécial qui porte sur les
» particules les plus simples, et d'où émane le principe de
» la conservation; de telle sorte que la matière, au sein de
» laquelle cet arrangement est établi, ne peut éprouver au-
» cune altération destructive, à moins que cet arrangement
» ne soit détruit, ce qui est la mort (6). »

Vous voyez qu'il ne faut pas toujours prendre à la lettre les paroles d'auteurs. On affirme qu'on ne croit que ce qu'on voit; qu'il vaut mieux disséquer la matière que de l'abstraire, qu'il faut observer et non imaginer; puis, en pratique, on croit à l'invisible et même à l'impossible; au lieu de disséquer, on abstrait; au lieu d'observer, on imagine.

Continuons notre analyse : (7) « Il ne suffisait pas que la
» matière animale fût douée de ce premier principe, le prin-
» cipe de conservation; il était nécessaire qu'il se manifestât
» au dedans d'elle une action ou un mouvement (8). Mais l'ac-

ques, témoin les empoisonnemens. Or, je ne sache pas qu'on ait fait des animaux par les mêmes procédés.

(1) Voilà la vie devenue un accident de la matière animale.

(2) Et quelle est la cause de ce nouvel arrangement?

(3) Voilà le principe devenu une conséquence.

(4) Que vous appeliez la vie un *principe* ou un *arrangement* peu m'importe; c'est ce *principe* ou cet *arrangement* qu'il faudrait définir.

(5) Dire que la disposition qui préside à la forme des *organes*, est au moins un arrangement *organique*, ce n'est pas beaucoup dire.

(6) Ceci ressemble beaucoup à une naïveté ou à un non sens; il est certain qu'on ne peut être *détruit* sans être *détruit*.

(7) Loc. cit., p. 256.

(8) Et qui prouve que toute action organique soit un mouvement?

» tion n'est pas liée nécessairement à l'arrangement d'où naît » le principe de conservation. Cet arrangement qui est la vie, » est le *principe* d'action, mais il n'est point la *puissance* d'ac- » tion (1) ; celle-ci est un degré plus avant. La *puissance* d'ac- » tion résulte d'un agencement spécial des parties déjà douées » de la vie ; car, avant que l'action commence, il faut que la » matière soit disposée dans ce but. Cet agencement consiste, » en général, dans la réunion des deux parties vivantes (2), » ou d'un plus grand nombre qui sont adaptées ensemble de » manière à pouvoir se mouvoir ; c'est quand les parties sont » ainsi disposées que le principe d'action est apte à produire le » mouvement. La réunion d'un certain nombre de ces parties » simples, susceptibles de mouvement, constitue une fibre mus- » culaire. Un certain nombre de ces fibres groupées ensemble » forment un muscle, et celui-ci, uni à d'autres variétés de la » matière animale, comme un tendon, un ligament, constitue » ce que l'on peut appeler un organe. Les autres organes du » corps sont formés de même par l'agencement des particules » vivantes ; de la nature de cet agencement dépendent leurs » dispositions et leurs actions variées ; car les muscles ne sont » pas les seuls susceptibles d'action : les nerfs ont aussi une » action qui découle de l'agencement de leurs particules vi- » vantes. »

Vous avez reconnu, dans les lignes qui précèdent, l'irritation de Broussais, cette contractilité avec laquelle il expliquait tout. Vous avez vu également dans l'agencement d'où dépendent les dispositions et les actions des organes, le principe de la *médecine organique*.

« La première et la plus simple idée qu'on puisse se faire » de la vie, dit Hunter (3), c'est celle qui consiste à la consi- » dérer comme le principe de conservation qui empêche la » dissolution de la matière animale, dissolution qui a lieu im- » médiatement dès que la matière en est privée (4) ; la seconde » est celle qui la représente comme le principe d'action. Voilà

(1) Ici le mot *puissance* est à la place du mot *condition* d'action.

(2) Et qui opère cette réunion ?

(3) Loc. cit. 257-8.

(4) Si la dissolution commence sitôt que la matière est privée du principe vital, qu'est-ce donc que la matière animale *abstraite* ?

» deux propriétés (1) très différentes l'une de l'autre, bien que » procédant du même principe ; car la première peut exis- » ter indépendamment de la seconde. »

Ainsi le principe vital est le principe de deux propriétés, la conservation et l'action. Or ce principe vital lui-même est la propriété des animaux, car un animal a la propriété de vivre. Pourquoi donc tout ce fatras de matières communes, de matière animée, végétale, animale, de nouvel arrangement de particules de matière animale, d'agencement spécial des parties déjà douées de la vie ? Sommes-nous plus avancés après ce déluge d'hypothèses, d'abstractions, que nous ne le sommes quand nous avons prononcé le mot *animal* ? Nous avons seulement quelques erreurs de plus, et quelques vérités de moins dans la tête. En effet, votre matière animale, c'est la matière des animaux ; il y a donc animal avant qu'il y ait matière animale. Le germe préexiste à l'animal. Cherchez donc du sang, un muscle, un nerf dans la vésicule de Graefe, là où il n'existe pas encore de trace sensible d'animal ? L'animal est donc un germe plus de la matière, et non de la matière plus une modification, plus un nouvel arrangement, plus un agencement spécial. Le germe sans matière, c'est une idée abstraite, la matière sans le germe, c'est une abstraction. Or, dans la nature, il n'y a pas d'abstractions. Donc, quand vous étudiez la nature, étudiez les êtres que vous y rencontrez, au lieu de créer des êtres dans votre esprit. Dans la nature, ainsi que je l'ai dit, on rencontre des corps bruts, des végétaux, des animanx, des hommes. Le physiologiste n'a pas à s'occuper de l'analyse métaphysique des êtres, mais des lois suivant lesquelles leurs phénomènes se comportent. Les êtres nous sont donnés, nous n'avons que des lois à chercher.

Mais, dira-t-on, vous paraissez supposer que les végétaux, les animaux, l'homme enfin, n'aient rien de commun entre eux. Loin de moi une pareille supposition ; croyez-vous comme moi, que le règne végétal et le règne animal forment une même classe d'êtres ayant tous un mode commun d'existence qu'on appelle *la vie*. C'est la classe des êtres vivans. — En face, se trouve la classe des êtres inertes. — Ces deux classes réu-

(1) Et quel est le propriétaire de ces propriétés ?

nies, forment l'ordre naturel, l'ordre des corps, des êtres corporels. En présence de l'ordre naturel, se trouve l'ordre surnaturel, l'ordre des esprits. Voilà le tableau général des êtres. Vous avez dû remarquer que l'homme en est absent, car l'homme n'appartient ni à l'ordre naturel, ni à l'ordre surnaturel exclusivement; l'homme est à la fois esprit et corps ; sa double nature le rattache d'une part à l'ordre des esprits, de l'autre, à l'ordre des corps. L'homme ne constitue point un règne, il ne forme qu'une seule espèce : *unum est humanum genus.*

Donc, en physiologie humaine, on ne dit pas assez quand on dit je suis *vitaliste*. Qui ne l'est pas *vitaliste* ? Il faut ajouter, pour arborer un drapeau, je suis spiritualiste, ou je suis matérialiste. Ceci nous ramène à la grande question du *principe vital*, d'où nous sommes partis.

Hunter le définit implicitement un principe de conservation et de mouvement : cette définition est la définition traditionnelle. Eh bien ! sacrifions quelques instans à l'étude de l'idée fondamentale sur laquelle repose notre science depuis plus de deux mille ans. — Or, je dis que cette idée est aussi fausse que celle qui faisait tourner le soleil autour de la terre, parce qu'elle est aussi impropre à embrasser les phénomènes des êtres vivans, que la seconde l'était à rendre compte des mouvemens planétaires. En effet, le principe de conservation suppose une existence préalable ; car pour être conservé, il faut déjà exister. Hunter, du reste, n'entend par cette conservation que la résistance à la putréfaction, à la mort. C'est une idée toute négative qu'on pourrait rendre ainsi : vivre, c'est ne pas mourir ; c'est la définition de Bichat « la vie est l'ensemble des fonctions qui résistent à la mort » exprimée par un seul mot, la conservation.

Dans ce sens, admettre un principe de conservation, c'est seulement protester contre l'identité des phénomènes physiques et des phénomènes physiologiques. Cette protestation est légitime, toute négative qu'elle est. On se contente bien de ce sens tout négatif en théorie, mais, dans la pratique, il n'en est plus de même, et l'on donne au principe de conservation un sens positif. L'idée de force conservatrice, de force médicatrice de la nature ne sont pas autre chose, et l'hippocratisme, surtout l'hippocratisme moderne, n'est que l'application à la médecine de ce principe physiologique. Or, je dis que les phénomènes physiologiques ne sont pas les conséquences d'un principe de conservation. En effet, Messieurs, qu'est-ce que conserver? c'est maintenir un être dans l'état où il est. Or, je vous le demande, conserver un œuf, est-ce faire éclore un poulet; l'accroissement, le dévoloppement d'un animal, est-il le maintien de l'état dans lequel il se trouvait lorsqu'il a commencé à croître, à se développer? Vous le voyez, cette idée, par son côté positif, est éminemment fausse. En voici une autre preuve : si la vie était un principe de conservation, on ne mourrait pas, puisque chaque phénomène de la vie, comme conséquence de ce principe, serait éminemment conservateur. Troisième preuve enfin . pour la même raison, nous serions impassibles, nous ne pourrions jamais être malades : or, on est malade et on meurt, en dépit du principe de conservation. Mais remarquez-le bien, dire : la vie est un principe de conservation. c'est dire : la vie est la vie. La conservation est un fait et non un principe ; quand je dis : je vis, cela veut dire implicitement : je me conserve. Le principe de conservation n'est donc point un *principe*, la conservation est un *fait*.

Or, ce fait est-il propre aux êtres vivans; ne l'observe-t-on pas aussi dans les minéraux? Oui, Messieurs, les *espèces* minérales se conservent comme les *espèces* animales et végétales. Or, ces *espèces* minérales, c'est ce qu'on appelle les corps simples. Est-ce que l'oxigène s'altère par le temps, par le contact, par le mélange, par la combinaison? non certainement. Ainsi de l'or, ainsi de toutes les autres *espèces* minérales. Elles se conservent depuis le commencement du monde, et leur identité a traversé le temps et l'espace. Tout ce qui est espèce se conserve. Ce n'est donc point là un attribut spécial des êtres vivans. L'ancienne scholastique disait : *immutabiles sunt rerum essentiœ*, les essences des choses sont immuables : c'était une idée semblable à celle que j'ai émise tout à l'heure, et une idée dont on ferait sortir les mêmes applications par rapport à ce qui nous occupe.

Je termine par un mot : vous savez ce que les anciens appelaient le monde des *idées*, des *formes*, le monde *archétype* enfin ; ce monde, pour nous, c'est le monde des *espèces*. (1).

(1) Le mot εἶδος n'a d'équivalent métaphysique, dans notre langue, que le mot *espèce*, si différent du mot latin *species*, apparence.

J'arrive au second terme : la vie est un principe de mouvement. Vous reconnaissez ici l'ενορμων, *l'impetum faciens*. Est-ce que tous les phénomènes physiologiques sont des mouvemens? Expliquez-moi donc, par des mouvemens, la formation du chyle, du sang, des produits de sécrétion, la sensibilité, la caloricité, etc., etc.... Or, ces phénomènes sont aussi intéressans que tous les autres : pourquoi les négliger ?

Vous le voyez, messieurs, définir la vie un principe de conservation et de mouvement, c'est en donner une définition fausse et une idée incomplète, puisqu'on néglige par là, je ne dirai pas quelques uns, mais la majorité des phénomènes.

Aussi, pourquoi chercher à définir l'essence de la vie, comme l'a fait Hunter, quand nous savons que l'homme, être relatif lui-même, ne peut connaître que des rapports, que des phénomènes? Mais il ne suffit pas de faire de la critique ; il faut chercher à substituer une idée vraie aux idées fausses que l'on combat, c'est ce que je vais essayer de faire.

Pour y arriver, nous poserons le problême d'une toute autre manière. Ce n'est point la vie en elle-même que le physiologiste poursuit dans ses recherches, mais la connaissance des phénomènes que présentent les êtres vivans, et les lois suivant lesquelles ces phénomènes se passent. Eh! bien, je crois que nous les trouvons tous embrassés par la proposition que je vais émettre :

Les phénomènes des êtres vivans naissent, se développent, se conservent sous l'influence d'un acte formateur et finissent par l'action continue d'un principe de désorganisation.

En effet, si tout être vivant porte en lui un germe de vie, il y porte en même temps un germe de mort. La lutte qui tue l'animal se passe au dedans de l'animal, aussi bien qu'entre lui et le monde extérieur. L'ordre et le désordre sont simultanément partout dans la nature : ils sont en nous mêmes comme autour de nous. C'est là ce qui fait que l'eucrasie des anciens, cet état de santé parfaite, de bien-être absolu, n'est qu'un rêve, puisqu'il est impossible d'en montrer un seul exemplaire ; c'est là ce qui fait que chaque pas dans la vie est un acheminement vers la mort. Telle est encore l'influence du principe de désorganisation et de désordre qui est en nous, que l'exercice de nos fonctions ne peut s'accomplir sans une certaine peine, une certaine souffrance. Pouvons-nous étudier long-temps sans que nos idées s'embarrassent, que notre cerveau se congestionne, que notre tête devienne douloureuse? une course précipite notre haleine, nous essouffle et accélère les battemens de notre cœur devenus tumultueux; le repos nous prive de nos forces, s'il se prolonge; c'est un malaise qui nous avertit de nos besoins. Il n'est pas jusqu'à l'acte reproducteur qui ne soit accompagné et suivi d'un trouble, d'une peine : *Omne, post coitum, animal triste.* Les Latins exprimaient par un même mot, *laborare*, le travail et la souffrance. Ce sont peut-être des choses trop vulgaires pour qu'on y fasse attention ; la sagesse des nations est rarement celle des savans et des sages. Ces vérités sont-elles trop vraies pour mériter un regard du physiologiste : pourtant, ce physiologiste, quel embarras n'éprouve-t-il pas quand il s'agit de séparer la santé de la maladie ; de dire où l'une s'arrête, où l'autre commence. A-t-il jamais pu, sur ce point, exister d'assentiment, d'accord entre le médecin et ceux qui ont recours à lui? Que de fois à ceux qui disent : *Je souffre*, il répond : *Ce n'est point une maladie.*

Nous l'avons déjà dit : il ne saurait y avoir de santé absolument parfaite, exempte de toute souffrance ; voilà dans quel sens celle-ci ne constitue point une maladie. Mais il y a une mort prématurée, il y a des exagérations du désordre intérieur, de l'état de souffrance naturel à l'homme. C'est cette mort que l'on veut éviter, c'est cet excès de désordre, ce sont ces nouvelles souffrances que l'on cherche à prévenir, à calmer, à guérir ; c'est cet excès accidentel qui constitue les maladies. La mort et la souffrance sont le *propre*, la maladie est *l'accident*, chez les êtres vivans.

Nous avons dit quelques mots sur l'action incessante du principe de désorganisation ; passons à l'acte formateur.

Les phénomènes des êtres vivans naissent, se développent, se conservent sous l'influence d'un acte formateur.

Quelle idée vous faites-vous de la fécondation? n'est-ce pas celle de la production d'un nouvel être? et ces mystérieux phénomènes des générations spontanées, les concevez-vous différemment? il y a là acte formateur.

Or, chaque terme de cet acte formateur constitue une espèce, une loi d'existence, une loi de formation. Il y a donc autant de lois de formation qu'il y a *d'espèces* : ceci est commun à tous les règnes. Mais il est un ordre de phénomènes exclusivement propre aux êtres vivans, je veux parler de l'accroissement, du développement de l'être nouvellement formé.

Les corps simples ne s'accroissent ni ne se développent. Vous voyez donc messieurs que notre définition sépare d'emblée la classe des espèces inertes, de celle des espèces vivantes. Or, cet accroissement, ce développement dans les plus simples détails duquel je ne puis entrer en ce moment, présente-t-il autre chose que des phénomènes de formation, que des produits conformes au but et à la fonction du nouvel être. Ce n'est certes ni un allongement mécanique, ni une cristallisation, ni un précipité chimique.

Enfin nous avons à montrer comment se conservent les phénomènes des êtres vivans, une fois développés.

Occupons-nous d'abord de la vie organique. Il suffit de nommer la sanguification, la nutrition, les sécrétions, pour y reconnaître des phénomènes de formation. Si c'était ici le lieu de le faire, je démontrerais tout ce qu'il y a d'erroné dans les explications tirées de la physique, de la mécanique et de la chimie qu'on a données de ces grands phénomènes : reste la vie animale. Les phénomènes de relation se conservent sous l'influence de l'acte formateur : ceci est aussi simple, et cependant, tant d'erreurs ont été accumulées sur ce point que nous devons présenter quelques réflexions.

On a résume par le mot et l'idée *d'excitabilité* l'ensemble des phénomènes de la vie de relation, ce qui suppose d'une part des *excitans*, et de l'autre un être excitable. Donc, conserver les phénomènes de la vie animale, c'est conserver l'excitabilité. La nutrition des tissus qui concourent par leur alliance à constituer les organes de la vie animale, remplit ce rôle. C'est elle qui leur conserve l'excitabilité. La nutrition enlevée, les nerfs deviennent bientôt insensibles et les muscles inertes. Or qu'est-ce que la nutrition, sinon, suivant la remarquable expression de Charles Bonnet, une génération incessante ?

On s'est cru obligé, pour comprendre ces phénomènes, d'avoir recours à l'hypothèse d'un fluide nerveux, d'esprits animaux, cela n'était pas nécessaire. La propriété des nerfs, la sensibilité, est inhérente au tissu nerveux dont elle est une qualité comme la mollesse est une qualité de la cire. Il faut une excitation pour manifester la première, et une pression pour manifester la seconde. Il n'y a pas plus besoin de fluide nerveux pour comprendre l'excitabilité, qu'il n'y a besoin de fluide *mollesse* pour exprimer l'idée de cire molle. On n'altère pas la substance de la cire en développant sa mollesse, on altère celle des nerfs en développant la sensibilité. Réparer ces altérations, conserver l'identité du tissu, tel est le rôle de la nutrition. Ce qui est applicable aux propriétés vitales est applicable aux propriétés physiques des tissus vivans. La solidité d'un os dépend de la nutrition du tissu osseux. Celle-ci vient-elle à être modifiée, l'os devient plus dur ou plus mou.

Je m'arrête, certain que ces quelques lignes ont mis chacun à même de juger cette définition de la vie, considérée dans ce qu'elle a de positif, et qu'il ne saurait y avoir d'ambiguité dans ces expressions : *les phénomènes des êtres vivans naissent, se développent, se conservent sous l'influence d'un acte formateur, et finissent par l'action incessante d'un principe de désorganisation.*

Vous avez vu séparément le rôle des deux lois ; vous avez compris que ce produit qu'on appelle l'organisme était altéré dès son origine, qu'il avait en outre une tendance à s'altérer encore. On répète de tous côtés qu'on ne fait rien sur la vie organique. Cela veut dire tout simplement que les faits connus ne sont pas coordonnés. Or, le principe de classification que j'ai rappelé convient aussi bien aux fonctions organiques qu'aux fonctions de relation. Il fait voir que nous en savons autant sur les premières que sur les secondes. En effet, dans l'un et l'autre cas, notre savoir s'arrête à l'ordre dans lequel les phénomènes se succèdent.

Mais nous n'avons plus seulement l'idée des fonctions envisagées isolément ; nous n'avons pas seulement l'idée de leur succession, nous en embrassons d'un même coup-d'œil l'ensemble et les parties. Car, de même qu'un être vivant digère, sent, court, voit, etc., tout à la fois, de même nous exprimons la simultanéité de tous les phénomènes d'un être vivant, par la présence d'une loi de formation dans cet organisme qu'elle régit, et qui est son produit : produit altéré, dont le degré d'altération détermine l'état de santé et l'état de maladie.

Nous avons les idées de vie, de mort et de maladie, nous avons donc l'expression de la réalité.

J'ai la conscience de ne m'être appuyé jusqu'ici que sur des faits et des vérités que chacun connaît autant et mieux que moi. D'ailleurs un principe se juge par ses conséquences, une théorie par ses applications. C'est à la suite de ces études que j'en appelle.

De l'existence de deux principes comme cause des phénomènes vitaux, il résulte, ainsi que nous l'avons dit, plusieurs états, tels que l'état de santé et l'état de maladie, suivant la prédominance d'action de l'un ou de l'autre des deux principes. Or, ces deux états peuvent-ils être considérés comme une variété l'un de l'autre, comme du plus ou du moins par rapport à l'un d'entre eux, l'état de santé? Non messieurs. S'il en était ainsi, la pathologie serait un complément de la physiologie, ce qui n'est pas vrai. Il est bien établi que la santé n'est pas parfaite et qu'elle comporte avec elle, outre plus ou moins de souffrance, la prédisposition aux maladies; mais aussi, ce n'est point par son bon côté quelle se lie aux maladies, c'est au contraire par son imperfection. La maladie n'est donc pas l'exagération ou la diminution des phénomènes normaux, elle est au contraire l'exagération de ce qui fait que les phénomènes normaux sont déjà troublés dans l'état de santé, l'exagération de ce qui produit le désordre, la souffrance; c'est un nouvel ordre de souffrances qui la caractérise. Comme d'un autre côté le corps malade est toujours soumis à sa loi de formation, à sa loi d'existence, il en résulte que l'état de santé et l'état de maladie présentent quelque chose de commun. Or, ce quelque chose ce sont les phénomènes de l'être vivant considéré comme le support de ces deux états. Ainsi la sensibilité des nerfs est un phénomène commun à l'état de santé et à l'état de maladie. Il en est de même de la contractilité musculaire. Enfin les phénomènes de sécrétion, d'exhalation et de nutrition ont encore lieu dans l'un et l'autre état. Mais si l'on considère ces phénomènes par groupes, ils ne se ressemblent plus. Dans l'état de maladie ce sont des symptômes, dans l'état de santé ce sont des fonctions. Je recommande à toute votre attention la distinction que je viens d'établir : c'est le fondement de la pathologie, et par conséquent de la médecine. C'est ce qui fait qu'il y a une méthode physiologique et une méthode pathologique; autrement dit, qu'il y a une science physiologique et une science pathologique; une science de la santé, une science de la maladie; une physiologie et une pathologie.

Vous allez voir les conséquences immédiates de ces principes sur le terrain de l'histoire. Jamais on n'a pu vider la querelle des empiriques et des dogmatiques, les uns voulant expliquer les maladies par la physiologie, les autres repoussant ces explications et niant la physiologie dans ses applications à la médecine. Voici la solution de ce débat :

De ce que les phénomènes du corps vivant, considérés isolément sont communs à l'état de santé et à l'état de maladie, il résulte qu'il y a une langue commune à ces deux états, et que, pour analyser les symptômes des maladies il faut parler la langue des physiologistes. Donc quand les empiriques nient l'application de la physiologie à la pathologie, ils nient tout simplement la langue, la langue même qu'ils parlent, ce qui est le comble de l'absurdité.

D'un autre côté, lorsque les dogmatiques veulent expliquer les maladies ou les symptômes par la physiologie, ils font un contre-sens, ils nient la méthode pathologique avec le même tort que les empiriques nient la méthode et la langue physiologiques.

Le physiologiste peut expliquer les *phénomènes* habituellem.
les *symptômes* rarement.
les *maladies* jamais.

Il n'y a d'explications possibles que sur le terrain des sciences *mécaniques*. Aussi voyons-nous les médecins explicateurs réduire tous les phénomènes des êtres vivans à du *mouvement*. Les Grecs qui ont renouvelé les sciences physiologiques et médicales parce qu'ils ont créé la langue de la physiologie et de la pathologie, nous ont transmis une science d'explication. En effet leur science déduite de la théogonie toute mécanique qu'on trouve exposée dans Hésiode est elle même toute mécanique. Il y avait chez eux confusion absolue des lois physiques et des lois physiologiques, témoin ce fameux analogisme de l'homme et du monde, du microcosme et du macrocosme. Dans les temps modernes, cette confusion contre laquelle Van Helmont s'était élevé avec tant de force en opposant à la Génèse des Grecs la Génèse de Moïse, cette confussion, dis-je, a reparu : Descartes en est l'auteur. «*Il n'y a dans la nature*, disait ce philosophe, *que de la matière et du mouvement* (1). Vous connaissez l'histoire des animaux machines, l'iatromécanique de

(1) Ses contemporains l'appelaient pour cette raison Réné Démocrite. En effet, la formule générale de Démocrite est la même que celle de Réné Descartes.

Pitcairn et de Boerhaave. La dernière conclusion de ce système a été la théorie prétendue vitaliste de Broussais, qui réduisait tout à des phénomènes de mouvement spontané, à des contractions fibrillaires (voyez *Examen des doct.* art. Marcus —*De l'irritation et de la folie*). Je me suis livré à cette longue digression pour qu'il ne restât aucun doute dans l'esprit sur la nécessité de distinguer la méthode pathologique de la méthode physiologique, tout en montrant le point où elles se touchent. Or, messieurs, existe-t-il une théorie générale de la *maladie*, c'est-à-dire, une pathologie générale? C'est à cela que se réduit la justification de notre distinction. Eh! bien, personne ne peut affirmer que les médecins n'admettent pas cette science. Ceux qui seraient récalcitrans pourraient être renvoyés à la pathologie générale de Sprengel ou à celle de M. Chomel, qui est un livre élémentaire. Mais là ne se bornent pas les déductions du principe que nous avons posé (1). Il faut bien reconnaître enfin qu'il y a une distinction capitale à faire entre les maladies et les symptômes qui constituent la matière des maladies; que confondre un état morbide de l'homme avec un des symptômes de cet état morbide, c'est prendre une feuille ou une racine pour une espèce végétale. Pourtant c'est là ce dont on se préoccupe le moins aujourd'hui : c'est sur cette confusion que repose la doctrine de Broussais. La même confusion existe dans le traité de Hunter sur l'inflammation. Ce grand observateur a complétement fondu dans une même description et les phlegmasies qui sont des maladies, et l'inflammation qui est un symptôme. Aussi ne doit on point chercher dans l'admirable ouvrage que nous étudions une histoire des phlegmasies, mais seulement une physiologie pathologique applicable aux *phlegmasies* aussi bien qu'à *l'inflammation*. Il ne faudrait pourtant pas croire qu'il n'y a dans ce livre que de la physiogie pathologique, ce serait une erreur. Je parle de l'ensemble et non des détails. Hunter a mis dans son ouvrage tout ce qu'il savait sur l'inflammation et les phlegmasies, et il savait prodigieusement: ce n'est qu'un reproche de méthode, de forme que je lui ai adressé.

(1) On y trouve résolue la question des causes prochaines et des causes éloignées. Ce sujet serait trop vaste; nous ne l'aborderons pas.

TRAITÉ DU SANG ET DE L'INFLAMMATION.

Avant d'aborder la question de l'inflammation, Hunter présente le résultat de ses recherches sur le sang et les vaisseaux que ce liquide parcourt : c'est la marche d'un homme qui possède à fond son sujet. « Tout le monde, dit-il, accorde que le sang a une part considérable dans l'inflammation, ou au moins qu'il est affecté d'une manière spéciale par l'inflammation, et qu'il fournit par l'aspect qu'il présente, un des signes ou symptômes de son existence. En outre, le sang joue un rôle important dans ma théorie de l'inflammation. Telles sont les raisons qui m'ont décidé à commencer mon ouvrage par l'histoire naturelle du sang, dont l'histoire préalable est d'autant plus nécessaire, que les descriptions qui en ont été faites jusqu'à présent ne peuvent guères servir à expliquer les usages de ce liquide dans l'économie animale à l'état de santé, et ses changemens dans l'état de maladie.

Le cœur et les vaisseaux jouent un rôle très actif dans les inflammations, et comme leur structure et leurs actions n'ont pas été bien comprises, j'ai ajouté à l'histoire naturelle du sang une description de la structure du cœur et des vaisseaux, et l'exposé de leurs actions dans la machine vivante; enfin j'ai expliqué une fonction, jusqu'à présent inconnue, des vaisseaux absorbans. »

C'est plutôt un physiologiste qu'un médecin qui va se mettre à l'œuvre. Son but, nous l'avons vu dès le commencement de ce travail, est de connaître le mécanisme de la restauration des parties, de la réunion par première et par seconde intention, de la cicatrisation. Du reste la théorie de Hunter est on ne peut plus simple; on peut la formuler ainsi : dans la réunion par première intention, c'est le sang, qui, en s'organisant entre les lèvres de la plaie, de la solution de continuité, opère la cicatrisation ; dans la réunion par seconde intention, la cicatrice est le produit d'une inflammation adhésive.

Vous comprenez maintenant pourquoi une histoire du sang, pourquoi une histoire de l'inflammation, à propos de la cicatrisation.

DU SANG. — L'ordre que suit Hunter dans l'exposition de ses travaux est assez rigoureusement l'ordre des idées elles-mêmes. Ainsi l'organisation du sang qui produit la réunion par première intension suppose dans le sang une certaine vitalité ; il est donc nécessaire d'établir ce premier fait avant le second ; c'est ce qu'a fait Hunter.

Après avoir étudié successivement et d'une manière bien remarquable pour l'époque à laquelle ce travail a été fait, après avoir étudié, dis-je, 1° le sang considéré dans son ensemble et les diverses parties qui le composent ; 2° la coagulation du sang et ses effets ; 3° la sérosité ; 4° les globules rouges ; 5° la quantité du sang et les particularités de sa circulation ; il arrive au 6e paragraphe dont les précédens ne sont que les prémisses, et qui doit résumer toutes ses idées, je veux parler de celui qui a pour titre : *du principe vital du sang*.

Il est absolument superflu d'appeler l'attention sur l'importance du problême que nous allons agiter ; vous l'avez comprise, vous avez en entendant prononcer ces mots, *du principe vital du sang*, senti que ces paroles renfermaient quelque chose de vrai, quelque chose de faux ; mais ce qui a dû vous frapper comme moi, c'est l'obscurité de ces paroles : *du principe vital du sang*. C'est là le signe des idées fausses de ne pouvoir être claires malgré la clarté du langage qui les exprime. Mais rappelez-vous l'opinion de Hunter sur la vie, dont il fait une propriété de la matière animale agencée d'une certaine manière, dont il fait encore une puissance de conservation et de mouvement inhérente à la matière animale qui est douée de cet agencement ; et il vous sera facile de suivre notre auteur sur le terrain où il s'est placé. Rappelez-vous aussi comment nous avons démontré les erreurs auxquelles on est conduit en considérant la vie de cette manière, et déjà vous ne verrez plus qu'une application particulière d'une doctrine générale fausse. Mais avant de discuter, nous vous rappellerons l'idée que nous vous avons soumise comme embrassant l'ensemble des phénomènes vitaux. Si les phénomènes des êtres vivans naissent, se développent et se conservent sous l'empire d'une loi de formation spéciale pour chacune des espèces animales et végétales, cette loi doit se manifester sur les liquides comme sur les solides, sur le sang comme sur le sperme, sur la salive comme sur le cerveau. Aussi, pour nous, dans chaque espèce animale qui possède du sang, ce sang est produit, conservé, transformé par la même loi qui produit, conserve et transforme au besoin tous les autres élémens de l'organisme. C'est par un phénomène de formation que le sang est produit, que le sang est conservé! C'est par un phénomène de formation que la contractilité du cœur qui lance le sang est entretenue, de même que l'élasticité des vaisseaux qui facilite sa distribution. Mais on a généralement une idée incomplète sur la formation du sang. Ce liquide est formé dans l'œuf sans qu'on puisse attribuer sa présence au passage du sang de la mère dans le corps de l'embryon, car la formation du sang précède celle du placenta et des vaisseaux ombilicaux. D'ailleurs dans les œufs soumis à l'incubation, d'où viendrait ce sang? Il y a donc une première sanguification sans digestion, sans respiration, sans chyle, sans air. Bien plus, Messieurs, le sang est formé avant les vaisseaux qui devront le contenir. C'est là ce que démontre l'embryogénie; c'est là ce que démontre l'anatomie pathologique des tissus accidentels doués d'une organisation complexe.

Mais ce n'est pas tout : lorsque le sang est renfermé dans ses vaisseaux propres, et qu'une membrane séreuse l'embrasse dans ses milliers de replis, pensez-vous que cette membrane séreuse soit plus indifférente au sang qu'elle contient, que les séreuses viscérales et les synoviales ne le sont à la sérosité et à la synovie qu'elles renferment? Ne pleut-il pas sans cesse dans cette grande cavité séreuse intravasculaire une humeur séreuse, comme dans la cavité de toutes les autres séreuses? Voilà donc une source de liquide pour la cavité intravasculaire; mais ce n'est pas tout, il s'en faut. En effet, comme ce sont les vasa-vasorum qui fournissent cette sérosité, la sanguification tournerait dans un cercle, si elle n'avait que cette source, et la transformation du sang en tissus, en liquides sécrémentiels et excrémentiels aurait bientôt épuisé le liquide intravasculaire.

La cavité vasculaire est répartie en trois grands compartimens qui tous communiquent directement les uns avec les autres. Il y a une cavité multiple pour le chyle, une autre pour la lymphe, une autre pour le sang proprement dit. Il y a donc tout un appareil destiné à la réparation incessante des pertes que subit le sang, c'est la partie centripète de la cavité intravasculaire.

Or que fait cette partie centripète? elle absorbe, voilà ce que répondent les physiologistes. Je n'y ajouterai qu'une seule parole : elle *exhale*. Si par sa face terne la séreuse intravasculaire dans les extrémités des veines, des vaisseaux lymphatiques et chylifères, si, dis-je, la séreuse absorbe par son côté externe, elle exhale par sa face interne. Or, entre ces deux faces, il se passe un phénomène de formation, une transformation d'un liquide en un autre liquide. En effet, le chyle contenu dans les vaisseaux qui portent son nom est-il identique au chyle intestinal? le liquide contenu dans les vaisseaux lympatiques est-il semblable aux organes dont il va pomper la substance? non, Messieurs, ce sont là des faits connus de tout le monde. Eh bien! ces phénomènes de formation qui nous paraissent si naturels, au point de vue physiologique où nous nous sommes placés, ont été le désespoir des physiologistes. Bichatsupposait, pour les expliquer, une bouche sensitive à chaque lymphatique; les mécaniciens n'y virent que des filtrations; malheureusement pour leur systême, jamais la filtration n'a pu expliquer la différence de nature des liquides placés de chaque côté des filtres. D'ailleurs pourquoi les veines ne laissent-elles pas filtrer le chyle? et pourquoi les vaisseaux chylifères ne laissent-ils filtrer que le chyle? Pourquoi enfin ces filtres mécaniques ne s'usent-ils pas? ce sont là des filtres comme il n'y en a pas. Vous voyez que nous n'avons besoin ni d'organes, ni de propriétés imaginaires comme Bichat, ni des erreurs des iâtro-mécaniciens, pour expliquer la sanguification. Est-il besoin d'ajouter que tous les départemens de la cavité intravasculaire sont solidaires les uns des autres, que l'activité de l'une entraîne la presqu'inaction des autres, que par exemple le système chylifère et le système lymphatique n'agissent qu'alternativement, c'est ce que les belles recherches de M. Collard Martigny sur la mort par abstinence (1) ont prouvé surabondamment. Il me resterait à parler des phénomènes de transformation que le chyle et la lymphe subissent dans les ganglions lymphatiques, au contact des capillaires sanguins, de la coloration de ces liquides blancs en rose, de leur identification avec le sang dans les veines; mais vous devez saisir l'ensemble de la démonstration, surtout en y joignant l'histoire de la respiration et celle des exhalations, des sécrétions et de la nutrition. Nous avons parcouru la cavité vasculaire dans ses principaux compartimens; nous l'avons vue, malgré ses innombra-

(1) Journal de physiologie, t. 2.

bles embranchemens, ses sinuosités infinies envelopper le sang comme la coquille enveloppe les liquides contenus dans un œuf; nous avons assisté, permettez-moi cette métaphore du reste vicieuse comme toutes les métaphores, nous avons assisté à cette incubation du sang. Il doit en être demeuré, dans vos esprits, cette vérité : que le sang est un produit soumis incessamment à la loi de formation qui l'engendre, le conserve et le transforme. Vous voyez maintenant ce qu'il y a de vrai, ce qu'il y a de faux et surtout ce qu'il y a d'obscur dans l'idée du *principe vital du sang*.

Aussi Hunter, pour nous montrer que le sang est vivant, va nous faire assister à des phénomènes de décomposition, de manière à prouver précisément le contraire de ce qu'il avance. En effet, Hunter définit la vie, un principe de conservation et de mouvement; par conséquent, pour démontrer la vie du sang, il lui faudrait prouver que ce liquide se conserve et se meut de lui-même. Nous ne trouverons pas cette démonstration : aussi vous allez voir que Hunter a senti lui-même la difficulté. « Concevoir que le sang est doué de la vie, dit-il, lorsqu'il est en circulation, c'est peut-être aller jusqu'aux limites les plus reculées auxquelles l'imagination puisse atteindre sans s'égarer. Mais la difficulté naît simplement de ce que le sang est liquide, l'esprit n'étant point accoutumé à l'idée d'un liquide vivant. Cette notion peut donc être obscure au premier abord, et c'est une raison pour que je sois très circonstancié dans l'exposition que je vais en faire; cependant les lumières que jettera sur elle la description que je donnerai de l'inflammation entraîneront peut-être la conviction avec plus de force que tout autre argument, lors même qu'il serait fortement soutenu par des faits. Il me paraît assez étonnant que cette idée n'ait pas frappé de bonne heure les médecins observateurs, attendu l'importance qu'ils ont accordée aux caractères extérieurs de ce liquide dans les maladies; il est probable, en effet, qu'aucune autre partie de l'économie animale n'exprime la maladie d'une manière plus précise que le sang. Et cependant, suivant eux, de tels signes seraient fournis par un liquide, comment l'appellerai-je? un liquide animal mort, sur lequel une maladie des solides aurait un effet si caractéristique! je crois que c'est donner trop aux solides, et trop peu aux liquides. Quand on a pris suffisamment connaissance de toutes les circonstances qui concernent le sang, on n'éprouve plus autant de difficulté à concevoir que la vie réside en lui, et même, cette idée une fois conçue, je ne vois pas comment on peut penser qu'il en soit autrement, quand on pense que toutes les parties émanent du sang (1), que notre accroissement a en lui son point de départ (2), et que, s'il n'a pas la vie préalablement à cette opération, il faut alors qu'il l'acquière dans l'acte de la formation des parties ; car personne ne nie la vitalité des parties une fois quelles sont formées (3). L'idée que nous nous faisons de la vie est tellement liée à celle d'un corps organisé (4) et surtout d'un corps organisé doué d'une action visible (5), qu'il faut imprimer un nouveau pli à l'esprit pour l'amener à concevoir que ces deux choses sont inséparables. Je tâcherai de démontrer que l'organisation et la vie ne dépendent pas le moins du monde l'une de l'autre ; que l'organisation peut prendre naissance dans des parties vivantes et produire l'action, mais que jamais la vie n'a son origine dans l'organisation et n'en dépend. Un organe est un arrangement particulier de matière (quelque soit d'ailleurs cette matière) qui est destiné à remplir un usage déterminé, et dont l'opération est mécanique (6) : mais l'organisation seule ne peut rien même dans les machines ; il faut encore qu'il y ait avec elles quelque chose qui soit l'équivalent d'un principe vital, c'est-à-dire, une force. Depuis longtemps je soupçonnais que le principe de la vie n'est pas entièrement limité aux animaux, c'est-à-dire, à la matière animale douée d'une organisation visible et d'un mouvement

(1) Cette proposition aussi absolue est fausse. Les parties n'émanent pas du sang chez l'embryon. D'ailleurs il y a des animaux inférieurs qui n'ont pas *de sang* et chez lesquels par conséquent rien n'émane *du sang*.

(2) Le sang n'est pas le point de départ de notre accroissement, mais seulement une condition indispensable à son accomplissement.

(3) Une partie formée n'est plus du sang, par conséquent le sang n'acquière pas la vie dans la formation des parties.

(4) Pas le moins du monde, un cadavre est un corps organisé et cependant nous n'y attachons point l'idée de vie, ce qui pour nous représente la vie à l'état concret, c'est un animal, une plante.

(5) Nous ne voyons point *d'action* sensible chez les végétaux, et cependant nous admettons qu'ils vivent, sans aucune répugnance.

(6) Il serait difficile de démontrer que l'opération du cerveau, ou celle du testicule est mécanique.

spontané (1) : je concevais (2) que le même principe devait exister aussi dans des substances animales qui ne possèdent point l'organisation et le mouvement apparent, et où il n'existe qu'une simple force de conservation.

Je fus porté à cette notion vers l'an 1755 ou 1756, lorsque je m'occupais de faire représenter par des dessins le développement du poulet dans le phénomène de l'incubation. Je remarquai alors que, dans tous les œufs qui éclosaient, le jaune, qui ne diminue point pendant le temps de l'incubation, était toujours parfaitement conservé jusqu'à la fin ; et que la partie de l'albumine qui n'est pas consommée dans l'accroissement de l'animal, quelques jours avant l'éclosion, était également conservée, bien que ces substances fussent soumises à une température de 103° fahr. pendant trois semaines dans l'œuf de poule et pendant quatre dans celui de cane. Cependant, *si l'œuf n'éclosait pas*, ces substances devenaient putrides à la même époque ou toute autre substance animale morte le serait devenue. L'œuf est donc doué d'une force de conservation propre, ou, en d'autres termes, du principe simple de la vie. »

Nous n'aurons pas de peine à refuter ce singulier raisonnement en montrant comment Hunter conclut d'une chose à une autre. En effet il veut montrer que la vie existe dans de simples substances animales qui ne possèdent point l'organisation et le mouvement apparens, et *où il n'existe qu'une simple force de conservation*, et la substance qu'il choisit est un œuf, c'est-à-dire, un embryon renfermé dans ses enveloppes. Mais un germe, un embryon, c'est un animal, si rudimentaire qu'il soit. Hunter voit cet animal se développer, et, au lieu d'un œuf, il a d'une part un jaune d'œuf, et de l'autre un poulet; néanmoins il ne voit là qu'une résistance à la putréfaction. Aussi évite-t-il de parler du poulet, il ne s'agit que du jaune et d'un peu

(1) Il est vraiment pénible de voir Hunter se noyer dans ce déluge de non-sens, faisant des animaux de la matière animale, et donant la matière, c'est-à-dire, la *passivité*, ce qui est passif, d'un mouvement spontané, c'est-à-dire, d'une *activité*.

(2) Il n'est pas difficile de concevoir que le même principe existe dans l'adulte et dans l'embryon, chez les animaux. Sans cela que deviendraient les idées de génération, de fécondation, de germe?

d'albumine, lesquels se conservent lorsque les œufs éclosent, et pourrissent lorsque l'œuf n'éclot pas. Il était naturel d'en conclure que ces substances n'ont pas en elles-mêmes de principe de conservation, qu'elles ne peuvent être conservées que comme annexes d'un animal. Au lieu de cela, que conclut Hunter? Que *l'œuf* est doué du principe simple de la vie; il fallait ajouter pour rester dans le vrai : *quand il contient un embryon vivant; et qu'il pourrit, quand il n'en contient pas* : ce qui prouve précisément le contraire de ce que Hunter voulait établir. Il en est de même des expériences qui suivent, et qui n'en sont pas moins fort intéressantes, bien qu'elles servent d'appui à une théorie fausse. Rien vraiment n'est plus ingénieux que toutes les recherches entreprises par Hunter sur les effets de la congélation. Mais elles ne prouvent nullement que le sang ait en lui un principe vital. Nous allons passer à d'autres preuves, tirées de l'utilité du sang pour l'entretien et la conservation des parties du corps, pour les premières, et des phénomènes de la coagulation du sang pour les dernières.

Voici le raisonnement du célèbre physiologiste : le sang est utile et même indispensable à la conservation et à l'entretien des tissus, les tissus sont nécessaires à la conservation du sang, donc le sang est doué du principe vital comme les tissus. Mais c'est là un sophisme. En effet, on pourrait dire de la même manière et aussi justement : l'air atmosphérique est nécessaire à l'entretien et à la conservation des êtres vivans, les êtres vivans sont nécessaires à la conservation de l'air atmosphérique, donc l'air atmosphérique est doué du principe vital comme les végétaux, les animaux et l'homme.

J'arrive au dernier argument de Hunter; je vais le laisser parler : « Une des grandes preuves de la vitalité du sang se puise dans les circonstances qui affectent sa coagulation. Pour le moment, nous avons seulement à expliquer les principes sur lesquels ces circonstances sont fondées, et il sera nécessaire jusqu'à un certain point de les récapituler. Mais ce qui sans doute fera naître dans l'esprit la plus forte conviction, ce sera l'application du principe de la vitalité du sang à l'étude des maladies, et spécialement à celle de l'inflammation. »

Nous avons hâte d'aborder avec Hunter cette grande et magnifique question de l'inflammation, et de le suivre sur ce nouveau terrain, mais, avant, laissons-le se réfuter lui-même en une seule parole que voici : « Le principe vital du corps a le pouvoir de conserver le sang dans l'état liquide. » Si cela est vrai, le sang n'est pas doué du principe vital. En effet, s'il en était doué, le principe vital émanerait du sang. D'où alors émanerait le sang lui-même? il se ferait donc tout seul? s'il se faisait tout seul, il se conserverait bien de même : qui peut plus peut moins. Or, il serait absurde de dire que le sang se fait lui-même. Si le sang ne se fait pas tout seul, il est donc fait. Par quoi? Hunter nous dit qu'il est conservé par le principe vital du corps; or, conserver c'est engendrer incessamment; donc c'est le principe vital du corps qui produit et qui conserve le sang ; donc le principe vital préexiste au sang; donc le principe vital n'est pas une qualité du sang ; donc il est illogique de dire : *le sang est doué du principe vital.*

La vérité est que le sang est un des produits de l'économie, qu'il est soumis à la loi de formation propre à chaque espèce. Or, qu'est-ce que cette loi de formation, si non ce que l'on appelle vaguement *le principe vital?* C'est le principe vital *défini*, et défini, comme toute cause doit être définie, *par ses effets.*

Une des plus grandes vérités établies par Hunter est sans contredit le mécanisme de la réunion par première intention, tel qu'il l'a compris. On ne se doute pas de ce qu'il y a de fécondité dans cette théorie ; seule elle illusterait un médecin.

« L'extravasion du sang, dit Hunter (1), étant l'effet de la solution de continuité d'un vaisseau, elle sert à la réunion des parties divisées de ce vaisseau (2). Lorsque, indépendamment du vaisseau, d'autres parties solides se trouvent divisées, comme dans la fracture d'un os, le sang devient un moyen d'union entre ces parties; c'est ce qu'on peut appeler réunion par première intention : ce n'est point l'union des deux parties divisées l'une avec l'autre, mais celle de ces parties avec le sang extravasé et interposé entre elles, de sorte que ce qui constitue la réunion par première intention, c'est l'union des parties divisées avec le sang.

(1) Considérations générales sur le sang, p. 143.

(2) Il est facile de vérifier ce fait par l'examen des veines du pli du bras, chez les individus qui ont été saignés peu de temps, de 1 à 8 jours, avant leur mort.

» Le sang, ainsi extravasé, forme des vaisseaux dans son épaisseur, ou bien reçoit, de la surface divisée, des vaisseaux qui pénètrent dans sa substance en s'allongeant par une sorte de végétation, ainsi que cela a lieu, selon toute apparence, dans le développement des granulations. Toutefois, je pense que le coagulum a, sous l'influence de la nécessité, la puissance de former dans son épaisseur des vaisseaux qui naissent de sa propre substance; en effet, ainsi que je l'ai déjà fait observer, le caillot sanguin, quoique non organisé, présente cependant une forme, une structure ou un arrangement particulier, en vertu duquel il contracte une action nécessaire, qui me paraît avoir quelque ressemblance avec l'action musculaire. Je crois être parvenu à injecter ce que je présumais être le commencement d'une formation vasculaire dans un coagulum sanguin, dans des cas où le coagulum ne pouvait recevoir aucun vaisseau des parties environnantes. En injectant l'artère crurale d'un moignon, après une amputation du membre inférieur au-dessus du genou, j'ai rempli un caillot de forme conique qui était dans le bout de l'artère, comme si ce caillot eût été celluleux; mais il n'y avait aucune structure vasculaire régulière. Quand je compare cette apparence avec celle que produit quelquefois une inflammation violente sur certaines surfaces où l'on voit le sang rouge extravasé former des espèces de taches en forme d'étoiles, qui, après l'injection offrent un aspect semblable à celui que je viens de décrire dans le coagulum en question, et à ce qu'on observe dans le développement des vaisseaux des membranes du poulet, pendant lequel on peut voir, au-delà de la surface occupée par les vaisseaux réguliers auprès du poulet, une série de taches semblables à celles que produit l'extravasation du sang, qui au bout de quelques heures deviennent vasculaires, je suis porté à admettre que ces diverses substances ont la faculté de former des vaisseaux dans leur épaisseur, et quelles agissent en vertu du même principe. Mais dans les cas où le caillot sanguin peut s'unir immédiatement avec les parois qui l'environnent, ou bien il reçoit des vaisseaux de la surface avec laquelle il est en contact, ou bien il forme d'abord, au niveau du point d'union, des vaisseaux qui se mettent en communication avec ceux de la surface voisine, et ces vaisseaux pénètrent de plus en plus profondément, ou donnent naissance à des vaisseaux de plus en plus profonds, jusqu'à ce que tous ces vaisseaux se rencontrent dans la partie centrale du coagulum. Si cette formation vasculaire s'opère par le mécanisme indiqué le premier, c'est-à-dire, si des vaisseaux provenant des surfaces environnantes pénètrent dans le caillot, il est possible, dans les cas de lésion traumatique, que ce soient les vaisseaux divisés qui se prolongent dans l'épaisseur du caillot; et lorsqu'un coagulum ou une extravasation de lymphe coagulable épanché entre deux surfaces (saines) qui ne sont que contigues, il est possible que ce soient les vaisseaux exhalans de ces surfaces qui constituent alors l'appareil vasculaire de la nouvelle partie. De quelque manière que ces vaisseaux se rencontrent au centre du coagulum, ils s'embrassent à l'instant même et s'unissent par inosculation. Or, ce phénomène se conçoit parfaitement et facilement au sein de parties vivantes, mais non dans d'autres conditions.

» Comme le coagulum, soit qu'il se trouve entièrement formé par du sang, soit qu'il se compose seulement de lymphe coagulante, possède, dans sa constitution intime, le *materia vitæ*, qui est la cause de toutes les actions ci-dessus décrites, il se met bientôt en communication avec l'esprit ou le *sensorium*, en formant des nerfs dans son tissu. Les nerfs n'ont pas la faculté de s'allonger comme nous le concevons pour les vaisseaux, car on sait que la réunion d'un nerf divisé, lorsqu'un fragment en a été enlevé, se fait au moyen d'un caillot sanguin qui vient s'interposer entre les deux bouts du nerf, et que la texture de ce coagulum qui se modifie graduellement, se rapproche de plus en plus de celle des nerfs, dont il remplit, par conséquent, de plus en plus sa fonction; transformation qui présente quelque ressemblance avec la transmation graduelle du sang en tissu osseux dans les fractures.

» Il paraît donc que le sang remplit deux usages dans l'économie animale: l'un est le soutien ou le renouvellement (*support*) de la substance même du corps, après la formation de celui-ci; l'autre est le soutien ou la continuation (*support*) des différentes actions du corps. »

Je vous ai cité une à une les preuves sur lesquelles Hunter a basé l'hypothèse du principe vital du sang. Les dernières ont dû vous démontrer de la manière la plus positive que le sang n'est point doué de la vie comme l'entend Hunter. En effet ce grand physiologiste définit la vie, un principe de mouvement et de conservation. Or, par quel mouvement un caillot sanguin pourrait-il devenir tissu osseux, ou tissu presque semblable au tissu nerveux? Comment enfin supposer que le sang ait eu lieu un principe de conservation, lorsqu'il perd son existence propre pour devenir tissu accidentel, cicatrice, calosseux, au lieu de conserver sa nature, sa forme, c'est-à-dire l'ensemble des propriétés qui déterminent sa figure et sa fonction. Du point de vue de la loi de formation, au contraire, tous ces faits sont faciles à définir et à classer.

C'est ici le lieu de faire quelques applications des principes que nous avons posés en regard de ceux sur lesquels Hunter basait ses doctrines. Nous vous avons déjà exposé la plupart des phénomènes de formation qui, dans l'état de santé, se passent dans la cavité intravasculaire, nous allons essayer, en nous plaçant au même point de vue, de vous présenter la théorie des modifications que le sang peut subir dans les maladies. Je n'ai point encore eu l'occasion de le faire d'une manière aussi explicite et aussi générale. Je saisis celle qui se présente d'autant plus volontiers, que je sens plus vivement la nécessité de purger la médecine de ces théories humorales qui semblent s'accréditer en raison directe de leur fausseté.

Il n'y a qu'à l'époque où la médecine était basée sur *l'analyse*, c'est-à-dire, où l'on ne savait plus ce qu'on faisait, qu'il a été possible de nier les altérations du sang. L'école de Pinel se disait solidiste, non parce qu'elle avait une doctrine basée sur les propriétés des tissus, mais simplement en vertu d'une négation, parce qu'elle n'admettait pas les altérations des liquides. Vous savez que cependant les travaux ne manquaient pas à cette époque: les traités de Grant, de Huxham sur les fièvres avaient exposé l'état du sang dans ces maladies, Dehaen avait cherché à rendre compte de la formation du pus par celle de la coenne inflammatoire, et les travaux de Hunter sur l'organisation du sang et les transformations de ce liquide en tissus de cicatrisation, avaient jeté un jour nouveau sur cette question. Mais ce sont presque toujours les hommes qui se disent observateurs qui observent le moins, le titre dispense de la qualité. Il en est encore de même de nos jours: ce sont les *observateurs* qui prétendent que le sang est primitivement malade dans la plupart des maladies qu'on ne peut pas rattacher à l'altération d'un organe. En vain demanderiez-vous un fait à l'appui d'une pareille assertion, on nous jette à la tête pour toute réponse, des hémites, des hydrohémies, des polyhémies, des anhémies, des toxico ou des typho-hémies; en un mot lorsque nous, qui ne sommes pas *observateurs titrés*, qui croyons qu'il est aussi utile pour le moins en science de se servir de son esprit que de ses yeux, et que l'un ne dispense jamais de l'autre, lorsque, dis-je, nous demandons *un fait, un seul fait* à l'appui de cette hypothèse, de l'altération primitive du sang considérée comme cause d'une foule de maladies, les observateurs de profession nous répondent par des mots grecs. Or, combiner du grec n'est pas observer.

Est-ce la réalité des altérations du sang que nous attaquons? nullement. Ce que nous voulons prouver, c'est que ces altérations sont l'effet de la maladie au lieu d'en être la cause. On sait depuis bien long-temps déjà que dans les fièvres le sang est souvent dissous, que dans les phlegmasies le sang présente souvent un caillot dur et rétracté; on peut traduire ces caractères en chimie et dire *sang* trop ou trop peu *fibrineux*, trop ou trop peu riche en *globules*; on pourrait aussi goûter le sang et trouver du sang trop ou trop peu salé, ou bien, le peser, et dire sang trop lourd ou trop léger; on peut retourner le sang de mille manières, sans avoir le droit de dire que ces altérations sont *la cause* des maladies. Pour le moins la cause devrait précéder son effet; or, c'est précisément l'inverse qui a eu lieu; c'est la maladie qui précède l'altération du sang. M. Andral, dont tout le monde connaît la haute intelligence, a si bien compris cela, que, tandis qu'on lui fait dire dans certains livres ou recueils périodiques que les maladies reconnaissent pour *cause* l'altération du sang constatée pendant leur durée, lui-même écrit dans sa réponse à M. Forget de Strasbourg, que ces altérations sont l'effet de la maladie, le résultat du changement survenu dans l'organisme sous l'influence de la maladie.

Eh! messieurs, ce que nous voulons présenter ici, c'est la théorie du changement survenu dans l'organisme sous l'influence de la maladie, et surtout la théorie du changement en vertu duquel le sang est modifié. Vous voyez qu'il y a loin de là à l'humorisme. Savez-vous ce qui empêche de comprendre le mécanisme des altérations du sang, c'est l'idée, d'ailleurs si vraie, si féconde *de la circulation*. On croit généralement avoir tout dit quand on a prononcé que le sang circule. C'est là toute la préoccupation des médecins : le sang circule !

Sans doute il circule; mais pour circuler il faut qu'il soit fait, ce sang. Or, les altérations du sang ne sont pas des altérations de *circulation*, ce sont des altérations de *sanguification*. C'est donc l'idée de sanguification qui doit nous préoccuper au point de vue des altérations du fluide nourricier; c'est *l'idée-mère;* l'idée de circulation est accessoire; elle ne doit servir que pour les corollaires.

Comme on ne pense qu'à cette circulation, il faut qu'à elle seule elle rende compte des changemens qu'on observe dans le sang; mais on ne trouve rien : aussi s'empresse-t-on d'appeler l'absorption au secours de la circulation. Alors tout s'explique. On absorbe des miasmes végétaux; on ignore leur nature, mais qu'importe, ces miasmes doivent être alcalins : pourquoi? parce qu'ils causent des fièvres intermittentes, et que dans celles-ci le sang est dissous : donc c'est l'altération du sang qui cause les fièvres intermittentes. Même raisonnement pour les miasmes qui s'échappent du corps des animaux; ils dissolvent le sang, et produisent là le typhus, ici la peste, plus loin la fièvre jaune; la même dissolution du sang engendre le scorbut, le purpura hémorrhagica, la fièvre typhoïde, que sais-je? elle est capable de presque tout.

Vous absorbez de la salive de chien enragé? votre sang s'altère, puis au bout de trois semaines vous avez la rage; faut-il donc trois semaines à ce sang pour recevoir l'impression de la salive? qu'importe? Vous absorbez du pus siphylitique? votre sang s'altère, il vous vient un chancre à la gorge, des pustules à la peau. Mais pourquoi, direz-vous, tout mon corps ne ressent-il pas les effets de cette altération? rien n'est plus simple : c'est parce que tous les capillaires n'ont pas le même diamètre; le sang altéré ne s'arrête, pour produire ses ravages, que dans les parties dont les capillaires sont trop étroits pour le laisser passer : ceci est physique; on n'a rien à répliquer. Rien n'est plus simple à expliquer que les empoisonnemens: ce sont des altérations du sang.

Les diathèses ne sont pas autre chose. Vous avez un cancer? eh! bien, c'est parce que votre sang est altéré; des tubercules, c'est pour la même raison. Ainsi des suppurations diathésiques, des hémorrhagies, de tout enfin. Entre l'ivresse et le cancer, toute la différence tient à ce que, dans un cas, vous pouvez voir et toucher la substance qui va altérer le sang, et que, dans l'autre, vous ne le pouvez pas.

Messieurs, je vous ai exposé l'humorisme moderne, la théorie des altérations du sang au point de vue du fait de la circulation. Il y a des opinions qui ne se réfutent pas : on les cite pour mémoire, et cela suffit pour empêcher les hommes raisonnables et réfléchis de s'y laisser aller. Le fait général de cette théorie est l'introduction dons les voies circulatoires d'une manière étrangère capable d'altérer le sang, d'un agent chimique susceptible de changer la composition de ce liquide. Or, ce fait n'a jamais été constaté. (1) Sans aucun doute il peut pénétrer beaucoup de matières étrangères dans le sang, mais ces matières sont rejetées au dehors sans avoir été décomposées pour la plupart, et par conséquent sans avoir rien décomposé. En effet, une action chimique ne saurait se passer, l'un des termes de cette action restant identique. Celles qui modifient le sang, ne le modifient pas directement; elles agissent sur les organes de la sanguification et ceux-ci sur le sang. C'est ainsi que l'ammoniaque introduit en nature dans une veine y coagule le sang, tandis que, mêlé à ce liquide dans une éprouvette, il le dissout. C'est que dans le premier cas il produit une phlébite, dont le premier effet est de coaguler le sang dans la portion de veine enflammée : ainsi de l'acide sulfurique, ainsi des substances qui exercent une action appréciable. Ce sont là des altérations de la sanguification. Ces faits rentrent dans la théorie que je vais exposer actuellement.

Rappelez-vous ce que nous avons dit lorsque nous nous sommes occupés de la sanguification dans l'état normal. Nous vous avons présenté en quelques traits le tableau de ce qui se passe dans la grande séreuse intravasculaire et dans ses principaux compartimens; vous avez vu le sang exhalé dans cette cavité, quelque fût d'ailleurs la source où les matériaux de cette exhalation eussent été puisés. Or, dans les maladies, les phénomènes restent les mêmes quant au mécanisme, il n'y a que les produits qui soient changés.

Une maladie, d'après ce que nous avons établi plus haut, se réduit, dans ses phénomènes, à une déviation de la loi de formation : cette déviation peut-être générale, elle peut être

(1) Excepté dans les cas d'empoisonnement.

partielle. Lorsque la déviation est générale, elle n'affecte pas simultanément et au même degré toutes les parties. Nous la voyons se manifester par des localisations successives, comme si ce sacrifice partiel était fait pour le salut de l'ensemble. Et en effet toutes les parties ne sont pas impressionnables également aux mêmes agens, chacune a son impressionnabilité particulière, et, sous ce rapport, chaque tissu, chaque organe, chaque appareil pourrait être classé hiérarchiquement avec les autres tissus, organes et appareils dans la même maladie. Dans la fièvre typhoïde, dans la variole, dans l'hypochondrie, toute l'économie est troublée, tous les phénomènes intimes de la nutrition, de la réparation, en un mot de la formation, sont changés, et cependant cette atteinte n'est point identique et dans sa forme et dans son intensité sur tout le corps. Ici c'est l'intestin, le cerveau, le poumon; là c'est la peau et les muqueuses voisines de la peau; là c'est l'innervation qui présentent les altérations les plus profondes au milieu de cette scène de désordres qui embrasse la vie organique tout entière. Eh bien ! dans certaines maladies, le principal siége des altérations ou des transformations peut être, soit habituellement, soit accidentellement la grande séreuse intravasculaire. Ne voyons-nous pas la même chose se passer dans les autres cavités de même nature ? Ai-je besoin de vous parler des synovites, des pleurésies goutteuses, rhumatismales, purulentes, etc.? Pourquoi, je me le demande *à priori*, la séreuse intra-vasculaire serait-elle soustraite à l'empire de cette cause de destruction qui produit les maladies? Ne la voyons-nous pas s'altérer par les seuls progrès de l'âge, et devenir impropre à l'accomplissement de ses fonctions? Rien donc ne justifierait l'idée d'un pareil privilége; mais au contraire nous allons voir qu'il en est tout autrement. Il faut bien peu de chose pour rendre le sang coenneux: des fatigues, la grossesse, une phlegmasie, voilà des circonstances dans lesquelles le sang présente cette altération en vertu de laquelle il se recouvre d'une couenne lorsqu'il a séjourné dans une poëlette. Soumettez un animal à l'action de l'électricité et son sang perd la propriété de se coaguler. Que se passe-t-il dans ces cas? un désordre dans la sanguification évidemment. Ni la fatigue, ni la grossesse, ni les phlegmasies, ni l'électricité n'agissent alors chimiquement ni physiquement on sait que l'électricité coagule le sang dans les éprouvettes, loin de le dissoudre.

Mais ce sont là les phénomènes les plus simples que nous présente la sanguification pathologique.

Autrefois on admettait deux espèces de pléthore, l'une dépendant d'une trop grande quantité de sang, l'autre due à la viscosité excessive de ce liquide. Voilà de nouvelles altérations qui portent snr la sanguification.

Vous savez que Boerrhaave, le grand et illustre fondateur de l'école de Leyde, avait admis une plethose aqueuse, c'est-à-dire, une altération du sang caractérisée par l'excès dans sa quantité et par la prédominance de l'eau dans ses élémens: cette altération a été constatée de nos jours et en particulier sur les chlorotiques; M. Beau a établi ce fait par de belles recherches. Or, comment, en supposant le phénomène réel, peut-on le concevoir? d'où faire provenir cet excès d'eau dans le sang? En chercherez-vous là cause dans la digestion? mais cela pourrait seulement expliquer la prédominance de l'eau dans le sang et non l'excès dans la quantité de ce liquide. De même pour toutes les autres absorptions pulmonaires ou cutanées. Au point de vue où nous sommes placés, rien n'est plus facile à comprendre. Il s'agit d'un phénomène qui se passe dans la grande séreuse intravasculaire. Or, qu'observe-t-on dans toute séreuse et dans celle qui nous occupe? une exhalation habituelle. Supposons-la plus considérable que de coutume, admettons ce que Dupuytren appelait une irritation sécrétoire, et l'altération dont il s'agit se trouve très simplement et très naturellement définie *hydropisie intra- vasculaire*. Cela explique et l'excès dans la quantité du liquide et la prédominance de l'eau sur les autres élémens. Passons de là à ces prédominances signalées par MM. Magendie et Andral d'un élément sur un autre élément: comment peut-on les concevoir, si l'on n'admet pas comme nous une déviation bien légère, il est vrai, mais nécessaire dans les phénomènes de la formation du sang?

Tout le monde sait que, dans les maladies générales, le siége de prédilection n'est pas toujours le seul qu'envahisse le mal. Ainsi le rhumatisme et la goutte n'affectent pas exclusivement les jointures dans tous les cas. On a signalé avec beaucoup de raison des pleurésies et des péricardites goutteuses et rhumatismales. Ainsi de la variole, de la scarlatine, des fièvres, du choléra, pour ne parler que des maladies continues et intermittentes qui nous sont bien connues. Or, il est une séreuse qui toujours est passée sous silence, bien quelle soit la plus importante de toutes : c'est la séreuse intravasculaire, celle qui contient le sang formé dans sa cavité. Que de fois pourtant les maladies vont y produire des désordres presque toujours irréparables. Ici c'est le choléra *sec* qui, d'emblée, altère le sang et le transforme en une gelée bourbeuse incoagulable ; là c'est la variole, la fièvre typhoïde, la fièvre intermittente qui, par une des localisations accidentelles qu'on appelle *métastases*, produisent cet *état putride du sang* que j'ai vu, que vous avez vu, comme nous avons vu des exhalations putrides des plèvres et des autres séreuses, dans les mêmes circonstances. Certains médecins ne voient là qu'un effet de l'absorption des matières putrides qui existent à l'intérieur et à l'extérieur du corps, dans quelques unes de ces affections, comme si un empoisonnement ne devait pas être aussi constant que l'absorption du poison ; comme si l'altération du sang dont nous parlons pouvait être produite chimiquement. Tirons de suite un corollaire des propositions émises plus haut : la mort par le sang est une quatrième espèce qu'il faut ajouter aux trois espèces de mort dont le génie de Bichat nous a légué l'admirable tableau. Or, cette mort causée par l'altération du sang, par une sanguification altérée, est trop facile à concevoir pour que je m'appésantisse ici sur cet objet.

C'est encore en parcourant l'histoire des diathèses que nous trouverions de belles applications à faire de la théorie que je vous ai exposée. J'ai tâché déjà, en d'autres travaux, de donner à ce mot vague de *diathèse* un sens précis ; je l'ai consacré à la désignation d'un groupe de maladies générales, caractérisées par la tendance à la formation simultanéee ou successive d'un même produit morbide dans les solides et les liquides coagulables de l'économie : je ne choisirai ici pour exemples de transformation du sang, que les diathèses les plus connues, les mieux étudiées, savoir : la purulente, la tuberculeuse et la cancéreuse.

Or, personne n'ignore que dans la diathèse purulente il existe fréquemment un état du sang fort remarquable. Outre la dissolution qui n'est pas constante, on a observé que ce liquide contenait du pus. On a constaté de plusieurs manières la présence de ce dernier et à l'œil nu, et à l'aide du microscope. Laissons de côté les observations microscopiques qui peuvent laisser des doutes dans l'esprit des médecins peu familiarisés avec ce genre d'observations; ne nous occupons que de ces gros phénomènes que chacun peut voir avec ses deux yeux. Eh bien ! vous savez que dans les franges qui bordent les caillots, ou à la surface, ou à l'intérieur de ceux-ci, on a trouvé fréquemment des collections purulentes de volume variable; qu'ont fait alors les médecins et les chirurgiens? ils ont cherché l'explication de ce fait dans la *circulation*. Il a donc fallu recourir encore à l'absorption, sa compagne fidèle dans ces théories mécaniques. Alors rien ne fût plus simple que de retrouver dans le sang le pus absorbé à la surface des foyers. On imagina aussi un passage direct dans le torrent circulatoire du pus contenu dans les veines suppurées. Avec ce double mécanisme rien n'échappait à l'explication que les cas où il n'y avait ni foyer de suppuration antérieur à la maladie, ni phlébite suppurée. Mais il était facile de dire que dans ces cas on avait mal cherché, sans quoi on eût trouvé la justification de la théorie de prédilection.

Voyez, messieurs, ce que donne la doctrine de Hunter sur ces questions; car c'est Hunter qui, le premier, formula la théorie de la phlébite. A quoi peut servir ici l'hypothèse du principe vital du sang? à rien. Force fût donc de s'en tenir à la mécanique circulatoire pour expliquer la présence du pus dans le sang. Or, comment comprendre que du pus absorbé molécule à molécule et disséminé dans le torrent circulatoire, va se trouver collecté dans un caillot du cœur? Jamais a-t-on vu le vin ou toute autre substance absorbée aller former une collection en un point quelconque de l'arbre circulatoire? Pourquoi le pus aurait-il le privilège d'être absorbé contre les lois de l'absorption et de circuler contre les lois de la circulation. La première hypothèse n'était pas heureuse; celle de la plébite ne l'est pas d'avantage. En effet le pus des veines suppurées ne peut se mêler au sang, en vertu de cette loi que Hunter connaissait fort bien et qu'il a oubliée un instant, savoir : que toute inflammation décroît du centre du foyer à la périphérie, de telle sorte que les abcès des veines comme celles des autres parties sont limités par une inflammation adhésive, représentée elle-même par une fausse membrane ou des caillots sanguins. C'est à cette loi qu'est due la membrane pyogénique autour des abcès ; la phlébite obturatrice autour des abcès intraveineux. Les faits appuyant cette loi, force est encore de renoncer à la phlébite pour expliquer la présence du pus dans le sang, ou du moins pour la concevoir.

On a invoqué les mêmes doctrines pour la dissémination des masses cancéreuses et surtout pour expliquer la présence de la matière cancéreuse dans des caillots sanguins : même réfutation. On n'a point encore appliqué cette théorie à la diathèse tuberculeuse, parce qu'on n'a point trouvé de matière tuberculeuse dans le sang : ce qui prouve qu'un même produit morbide peut être engendré successivement en divers points de l'économie sans passer par le torrent circulatoire, exception fâcheuse pour les métastases mécaniques des humoristes modernes.

Considérant que le sang est soumis à la loi de formation et qu'il est entouré d'une séreuse susceptible des mêmes phénomènes morbides que les autres séreuses, je pensai que le sang pouvait participer aux déviations des phénomènes de formation que l'on observe dans les diathèses ; que celles-ci, en un mot, en se localisant sur la cavité intravasculaire, pouvaient transformer le sang et la lymphe en pus, en matière cancéreuse et tuberculeuse. Toutes les difficultés alors disparurent avec les métastases mécaniques. Je ne m'appésantis pas davantage sur ces questions ; je ne puis que les effleurer.

J'arrive à un nouvel ordre de phénomènes, aux altérations partielles du fluide nourricier. Dans ces faits, ou bien le sang est dans les vaisseaux ainsi que la lymphe, ou bien il est extravasé. Dans le premier cas, nous concevons aussi bien une altération circonscrite de la cavité vasculaire qu'une pleurésie ou une péritonite circonscrites et partielles. En voulez-vous des exemples? Je vous citerai l'endocardite si bien étudiée par le professeur Bouillaud, la phlébite, l'artérite et toutes les affections des vaisseaux et des glandes lymphatiques. Vous avez même déjà pressenti que chaque diathèse a pour ainsi dire un siége de prédilection dans la cavité intravasculaire : la rhumatismale préfère le cœur, la purulente les veines, la cancéreuse et la tuberculeuse le système lympathique, la scorbutique tout le système sanguin. Je glisse encore rapidement, trop rapidement sur ces phénomènes pour m'occuper du sang extravasé.

Qui sera étonné de voir le sang subir hors des vaisseaux, dans la trame cellulaire, des altérations et des transformations analogues à celles qu'il peut subir dans la cavité des vaisseaux qui le renferment? Il n'échappe pas alors à cette loi de formation qui domine l'économie tout entière. Nous voilà donc en mesure de comprendre tout ce que Hunter a vu dans l'histoire de la réunion par première intention, touchant l'organisation du sang, et ce qui lui a fait admettre *un principe vital dans ce liquide*.

J'arrive au traité de l'inflammation :

De l'inflammation.

De toutes les questions médicales, celle de l'inflammation est, on peut dire, la première que l'on étudie et la dernière que l'on connaisse. Cela tient à la grandeur du sujet, d'une part, et, de l'autre, au nombre infini de solutions qui ont été successivement proposées sans qu'aucune puisse être considérée comme l'expression de la pensée des médecins de notre époque. Une seule opinion domine encore dans un grand nombre d'esprits, c'est la solution des hippocratistes, qui considèrent l'inflammation comme une *fièvre locale*, et la fièvre comme une fonction de l'organisme, et comme le type de la *maladie* en général.

Ni l'épine de Van Helmont, ni l'erreur de lieu de Boerhaave, ni l'irritation des solidistes du 18e et 19e siècles, ni la diathèse inflammatoire, ni l'hémite de quelques modernes, imitateurs de Huxham, n'ont pu s'établir d'une manière durable. Broussais, dont personne ne contestera l'habileté en matière de théories, combina le solidisme avec l'idée des hippocratistes pour établir sa fatale doctrine de la *panpyrexie*. Hunter, d'ailleurs, fit les frais des démonstrations anatomico-pathologiques dont le professeur du Val-de-Grâce pouvait avoir besoin. Cette bizarre combinaison ne devait pas durer longtemps. Ceux qui ne croyaient point avec les hippocratistes que la fièvre soit le type de toutes les maladies, et l'inflammation une fièvre locale, crurent encore moins Broussais, lorsqu'il eût retourné la proposition et affirmé que toute maladie est une inflammation, et toute fièvre une inflammation locale *généralisée*. Les hippocratistes ne parlaient que d'un type, que d'un idéal, c'était pour eux une théorie générale de la maladie, digne d'ailleurs de tous nos respects en raison des autorités qu'elle a toujours comptées et des services qu'elle a rendus. Broussais en fit ce que chacun sait.

Pinel coupa le nœud gordien dans sa *Nosographie philosophique*. Après deux pages d'injures à l'esprit humain en général et à Boerrhaave, Van Swieten, Sauvages, Hoffmann et Cullen en particulier, après trois autres pages d'éloges à la méthode d'analyse en général, et à la sienne en particulier, Pinel, en homme sûr de lui, biffa l'inflammation pour n'étudier qu'une classe de maladies, *les phlegmasies*, parmi lesquelles il rangea les fièvres éruptives, les dartres, le rhumatisme et la goutte.

De nos jours, M. Andral recoupa le nœud sur lequel l'épée de Pinel s'était émoussée ; ce professeur substitua au mot congestion sanguine le mot hypérémie, et mit l'inflammation hors la loi.

Malheureusement, ou plutôt heureusement, il ne s'est trouvé personne pour exécuter la sentence, et le problême de l'*inflammation* est resté suspendu sur nos têtes. Trouverons-nous dans Hunter une théorie générale de l'inflammation qui réponde à tous les besoins et qui lève toutes les difficultés ? Nous ne devons pas l'espérer ; car la doctrine de Hunter a plus de cinquante ans d'existence et de publicité ; or, jamais on n'a été moins d'accord sur l'inflammation que depuis cinquante ans : ce qui précède en fait foi.

Or, voici ce qu'a fait l'illustre chirurgien de la Grande-Bretagne : 1° Il a établi une classification des phlegmasies ; 2° il a exposé sous le nom d'effets constitutionnels de l'inflammation l'*état général* des individus affectés de phlegmasies ; 3° enfin, il a exposé ses idées sur les quatre phénomènes qui constituent l'inflammation, savoir : rougeur, tumeur, chaleur, douleur, sous le titre de principes fondamentaux de l'inflammation.

Toutefois, ce résumé est plus clair que le travail de Hunter, car, ainsi que nous l'avons déjà dit, ce chirurgien confondait le *symptôme* inflammation avec les maladies qui portent le nom de *phlegmasies*, d'*inflammations*.

Cette distinction doit, au premier abord, choquer tout hippocratiste ; comme elle eût choqué Broussais. Je le conçois d'autant plus facilement que cette distinction est une réfutation en règle, une réfutation complète de la doctrine hippocratique, je dirais aussi de la doctrine de Broussais, si ce réformateur n'avait eu le soin de nous prévenir qu'il était seulement physiologiste et point médecin, en intitulant sa doctrine *Méthode physiologique* (1). Cette manière d'envisager la théorie générale de l'inflammation me paraît résoudre les difficultés qui jusqu'ici ont arrêté les médecins en nosologie et en pathogénie. Il faut, avec Pinel, décrire un groupe de maladies qui ont leurs causes, leur marche, leurs symptômes, leurs produits morbides, leur traitement, et qu'on ne peut mieux appeler que du nom de *phlegmasies* ; mais pour cela il ne faut pas renoncer à l'étude de ce groupe de phénomènes ; savoir : fluxion sanguine, chaleur et douleur, qui constitue un des symptômes les plus fréquens et les plus intéressans dans les maladies, en même temps qu'il joue un rôle immense dans la production de tous les changemens que les maladies apportent dans les élémens du corps humain. Pour moi, il me paraît aussi anti-médical de confondre l'inflammation et les phlegmasies que de confondre la fièvre (le mouvement fébrile) avec les maladies décrites sous le nom de *fièvres*, telles que l'éphémère, la syncope, la fièvre entéro-mésentérique, les fièvres éruptives et les intermittentes. Sans doute, l'inflammation est le symptôme constant, le symptôme capital dans les phlegmasies, comme la fièvre est le symptôme constant et capital dans les fièvres, mais delà à une confusion du symptôme avec la maladie il y a un abime. Ce sujet est trop important pour que nous ne cherchions pas à entraîner les convictions du lecteur.

Que sont les fièvres, et comme exemple je prends celles qui viennent d'être énumérées, sinon des maladies caractérisées par l'évolution d'un mouvement fébrile en rapport avec les

(1) On ne conçoit pas une pareille extravagance, substituer à la méthode médicale une méthode physiologique ! comme si le bien et le mal avaient la même cause, les mêmes manifestations. Pourtant, il y a encore des partisans de la méthode physiologique, sous le pseudonime de méthode *organique*, ou de méthode *organo-pathologique*.

énolutions de troubles fonctionnels et de lésions organiques spéciales, dans chaque espèce de *fièvres*. N'est-ce pas cet étta du corps humain qui constitue la maladie par son ensemble et ses successions? Me direz-vous que c'est le mouvement fébrile seul, ou les troubles fonctionnels ou les lésions organiques seuls qui sont la maladie? mais autant vaudrait dire que un et trois sont la même chose. Prenez-vous-y comme vous voudrez en soutenant cette thèse, il vous faudra toujours aboutir à une absurdité. Me direz-vous que la fièvre est l'expression de la réaction du corps vivant qui tend à assimiler ou à éliminer un stimulus anormal, nuisible, délétère? mais alors qui cause les troubles fonctionnels et les lésions organiques? Est-ce la fièvre ou bien est-ce le stimulus anormal? dites-nous quel stimulus, quel corps, quel agent produit des milliers de pustules à la peau comme dans la variole, ou un nombre variable de gonflemens ou d'escharres intestinales comme dans la fièvre typhoïde? Est-ce la fièvre qui produit ces lésions et toute la série des troubles de la vie animale et de la vie organique que nous observons dans ces maladies?... Pourquoi alors appelez-vous la fièvre une fonction, si cette fièvre n'a d'autre but que de nous désorganiser, ce qui est diamétralement opposé à l'idée de fonction, qui implique celle de conservation.

Il vous faudrait donc renoncer à l'idée de force médicatrice, puisque cette fièvre est un effort destructeur. Je conçois que l'on peut dire sur le papier : *la maladie est une lutte entre la cause morbifique et l'organisme, la fièvre est l'arme dont l'organisme se sert pour chasser l'ennemi*. Cela est très poétique, mais aussi que d'erreurs! Quoi, cette fièvre est l'arme de la force médicatrice et c'est celle qui nous tue, car on conviendra que dans les fièvres le danger est généralement proportionnel à l'intensité de la fièvre. Me répondrez-vous que la réaction est proportionnée à l'action du stimulus nuisible? Cela peut tout au plus passer pour de l'habileté dialectique; encore une fois, montrez-nous vos stimulus et donnez-nous la mesure de leur action. Alors nous pourrons vérifier l'équation. A cela on répond habituellement par l'oportet :

Animo intelligere quod oculo non vides.

J'aime beaucoup cette proposition ; mais il y en a une autre de jurisprudence que les hippocratistes devraient mieux connaître ; c'est la suivante :

Point de procès sans procédures.

Or, quelles sont les pièces de procédure dans l'hippocratisme ? des stimulus, des agens, des principes, des matières nuisibles, qui font tout le mal , puis une fièvre qui fait tout le bien. Le malade meurt-il? la nature a succombé sous le faix, ou a réagi d'une manière désordonnée. Qu'est-ce que cela veut dire en bon français ? que le malade est mort, parce qu'il est mort; qu'il a guéri, parce qu'il a guéri.

Posidonius s'écriait sur son lit de douleur ; ô goutte, je n'avouerai jamais que tu sois un mal, et ce cri le soulageait autant que la plainte qui s'échappe d'une bouche plus naïve, les hyppocratistes ont beau s'écrier : ô fièvre ! tu n'es qu'une fonction , je ne me déciderai pas à y voir autre chose qu'un mal.

Je suppose, en effet, que pour démontrer le rôle bienfaisant de la fièvre, on considère les troubles fonctionnels et surtout les lésions organiques des fièvres comme le sacrifice d'une partie fait au salut de l'ensemble, je demanderai alors quel lien il y a entre la fièvre et la production des lésions organiques locales ; et si la fièvre est chargée de ce sacrifice? Si elle ne l'est pas, on détruit l'idée de fonction. Si la fièvre est nantie de ce rôle, je demanderai alors où est l'exécuteur et où est la victime, car il m'est impossible de voir dans la fièvre et dans les produits morbides autre chose que des états de notre corps. Enfin ce sacrifice est-il suffisant? une fois accompli met-il le malade en santé? non, il ne fait souvent qu'ajouter de nouveaux dangers à ceux qui le menaçaient déjà.

Donc avec l'idée de force médicatrice, en considérant la fièvre comme la manifestation de cette force, on ne saurait comprendre les fièvres, les maladies essentiellement fébriles. C'est que l'hippocratisme part d'une donnée fausse, c'est qu'il considère la santé comme un état parfait, c'est qu'il ne voit la nature humaine que sous l'empire d'une force, providentielle et conservatrice, c'est qu'il a pris la lettre et non l'esprit de cet axiôme : *Natura, morborum medicatrix*, et encore en a-t-il faussé le sens en déplaçant la virgule pour faire dire à Hippocrate : *Natura morborum*, *medicatrix*. Autant vaudrait dire : la nature du mal, c'est de produire du bien. D'après ce que nous avons dit sur la vie, il est facile de comprendre que la vérité se trouverait dans l'aphorisme ainsi conçu : *Natura*, *morborum medicatrix et generatrix*; car la nature humaine est un mélange de bien et de mal, un champ clos ou deux forces opposées se disputent sans cesse la victoire.

A ce point de vue que serait la fièvre ?

Il n'est pas de médecin qui n'ait observé que les phénomènes morbides quel que soit leur nature (sauf quelques exceptions) sont tantôt suivis de la guérison, tantôt suivis de l'aggravation de la maladie... Or, la fièvre sert à la production des uns et des autres. Il est des produits morbides dont la fièvre excite le développement, il en est qui se développent sans fièvre. Le même phénomène peut avoir lieu avec ou sans fièvre suivant les circonstances. Donc la fièvre n'est pas la raison suffisante des troubles fonctionnels et des lésions organiques des maladies. Elle n'est vis-à-vis des maladies qu'un symptôme, et vis-à-vis des produits morbides qui résultent de l'altération ou de la transformation des élémens de notre corps, elle n'est qu'un mécanisme, indifférent au bien ou au mal qui résulte de la formation de ces produits. La fièvre sous ce rapport est donc un *mode pathogénigque*. Cette solution fixe à l'instant même la valeur de la fièvre comme indication et comme contre indication en thérapeutique.

Ces considérations sur la fièvre faciliteront beaucoup l'intelligence de ce que nous avons à dire au sujet de l'inflammation. En effet, notre argumentation et notre conclusion seront les mêmes. Commençons par définir : or les phlegmasies sont des maladies caractérisées par l'évolution de l'inflammation, en rapport avec l'évolution de troubles fonctionnels d'une part, et d'autre part, de lésions organiques siégeant dans la partie affectée. Qu'est-ce que l'inflammation ? un groupe de phénomènes morbides, savoir : fluxion sanguine avec chaleur et douleur.

Et l'inflammation, c'est-à-dire, ce groupe de phénomènes sont-ils toute la maladie? peuvent-ils rendre compte de la lésion organique locale qui se produit dans toute phlegmasie et des troubles fonctionnels généraux que l'on observe en pareil cas? cela me paraît impossible tout d'abord. D'ailleurs suivons les évolutions des phlegmasies, la marche, la succession des phénomènes nous aura bientôt démontré la vérité de la distinction établie.

Voyez un sujet atteint de pneumonie; il est pris d'un violent frisson avec courbature, anorexie; au frisson succède une chaleur brûlante avec accablement, un point de côté survient, puis de la toux, des crachats visqueux blancs, jaunes ou rougeâtres; le sang se modifie : d'abord noir et peu chargé de fibrine, peu à peu il devient rutilant, puis coenneux et très fibrineux. Quel rôle joue ici *l'inflammation*, c'est-à-dire, la fluxion sanguine avec chaleur et douleur? est-ce elle qui a produit tous ces désordres? mais comment? cela dépasse toutes les bornes de la physiologie. D'ailleurs l'inflammation n'a donné signe d'existence qu'après les troubles généraux. Si donc vous invoquez les sympathies, je vous demanderai comment un organe qui ne présente encore aucune trace de maladie peut exercer une pareille influence sur l'ensemble de l'économie. D'ailleurs quelle est des trois phénomènes de l'inflammation celui qui se propage de la sorte? est-ce la fluxion sanguine, la chaleur ou la douleur? Mais la fluxion sanguine ne se propage pas, elle se fixe, de même pour la douleur; ce serait donc la chaleur, mais le malade n'en n'a pas la conscience, et au début de bien des phlegmasies elle n'existe pas; d'ailleurs le malade n'a pas seulement trop chaud, il a la fièvre, ce qui est bien autre chose. Ainsi donc pas d'explication de l'état général. Pourquoi le sang devient-il de plus en plus fibrineux? Pas de réponse. Pourquoi le poumon va t-il se ramollir, pourquoi le liquide infiltré dans les mailles va-t-il être transformé en pus, pourquoi si le malade vit assez pour cela le tissu pulmonaire lui-même sera-t-il transformé en pus? quelle raison trouvons-nous de ces phénomènes dans la fluxion sanguine avec chaleur et douleur? j'ai beau chercher, je ne trouve rien.

Peut-être dira-t-on : si l'inflammation n'existait pas, tous les autres phénomènes n'existeraient pas non plus. Qui dit le contraire? s'il n'y avait pas de branches à un arbre il n'y aurait pas de fruits. Mais faites donc croire à un jardinier qu'un fruit, qu'une branche sont l'arbre lui-même. C'est là la question. Ou bien faites lui croire que ce sont les feuilles qui produisent les fruits. Si la sève n'eut pas monté, il n'y aurait eu ni fruits ni feuilles. C'est toujours la même chose.

Quand un rayon de lumière tombe sur deux gaz et les fait combiner, dites-vous que la lumière est la cause prochaine de leur combinaison? Non, vous avez recours à *l'affinité*, et pour vous la lumière n'a été qu'une occasion du phénomène d'affinité chimique. Pourtant sans le rayon de lumière il n'y aurait point eu de combinaison. — Quand une combinaison, au moment où elle s'opère, dégage de la chaleur, dites-vous que la chaleur et la combinaison sont la même chose? Non certainement. Eh! bien c'est l'histoire des phlegmasies et de l'inflammation. Les phlegmasies sont des maladies qui dégagent de *l'inflammation*, etc.; pour parler français, ce sont des maladies dans lesquelles l'inflammation est un symptôme constant, mais dont l'inflammation n'est qu'un symptôme. Allons plus avant.

Si nous abordons le domaine des produits morbides, nous verrons une pleine confirmation de ce qui précède et notre conclusion se tirera d'elle-même pour tout esprit susceptible d'une conviction en médecine. En effet, on peut étudier l'une aprés l'autre l'évolution de chacun de ces produits, et l'on verra que tous dans leur formation peuvent être accompagnées d'inflammation, depuis le mucus catarrhal, le flux glandulaire, l'hémorrhagie, l'hydropisie intrà séreuse ou intersticielle, jusqu'au pus au tubercule et au cancer. Il n'y a point d'exception à cette règle. Il y a des gangrènes qui se font d'emblée sans fluxion sanguine, ni douleur, ni chaleur; d'autres présentent, au contraire, à un dégré plus ou moins élevé les phénomènes inflammatoires, temoin ce qu'on appelle la gangrène par excès d'inflammation (ce qui est l'explication fausse d'un fait trés vrai). Est-il un chirurgien qui n'ait vu des suppurations exemptes de toute inflammation appréciable pendant la vie et après la mort. Je n'ose pas citer le tubercule et le cancer, il y a des vérités trop vraies. Opposez à ces cas ceux dans lesquels vous observez l'inflammation pendant la formation du produit morbide, ils fourmillent sous nos yeux. Qu'est-ce qu'un abcès chaud et un abcès froid, une goutte chaude, une goutte froide, une tumeur rouge et une tumeur blanche; pourquoi ces divisions de chaque produit en deux catégories, sthénique et asthénique, pyrétique et apyrétique?

Que signifie dans la tradition medicale cette éternelle dichotomie du froid du chaud, du strictum du laxum, du ton et de l'atonie, du spasme et de la débilité, de la sthénie et de l'asthénie, de l'irritation et de l'abirritation? ne doit-on voir dans cet accord de tous les observateurs qu'un effet du hasard ou une imitation servile? il faudrait être dépourvu de sens. D'ailleurs nous mêmes nous retrouvons chaque jour cette distinction : le diabête, l'albuminerie, peuvent durer des mois entiers sans que le tissu des reins soit altéré d'une manière appréciable, sans trace d'inflammation, d'autre fois pendant la vie et après la mort, celle-ci donne des preuves non équivoques de son existence. La sueur morbide survient avec comme sans érythême, plus frequemment avec le dernier caractère ainsi que chacun le sait. Et le vomissement et la diarrhée sont-ils toujours accompagnés de gastrite ou d'entérite? Non assurément; je pourrais encore citer les caractères leucorrhéiques, tantôt avec, tantôt sans inflammation, et la formation du cal, et la réunion des plaies par première intention, et l'histoire de la méthode sous cutanée toute entière, voilà encore une série de faits pratiques, de faits habituels, connus de tout le monde, à l'appui du double mécanisme suivant lequel se forment les produits morbides. A l'appui de cette loi toute la tradition médicale fait entendre une seule voix, c'est le *vox populi*, le cri de la vérité. Qu'importe que Broussais ait rêvé quelque jour que l'inflammation était la condition *sinè quâ non*, le principe de tout produit morbide, si vingt siècles d'observations affirment le contraire. Ainsi nous ne faisons que formuler une vérité fondamentale, traditionnelle, un vieil axiôme médical en écrivant : tout produit morbide peut être formé avec ou sans inflammation. Si donc on nous demande ce qu'est l'inflammation, nous n'aurons qu'à tirer un corollaire de la proposition précédente pour dire que l'inflammation est un des deux modes pathogéniques suivant lesquels les produits morbides sont engendrés. Nous arrivons à la même conclusion que pour la fièvre. Ainsi les maladies et les phénomènes morbides se développent suivant deux modes, l'un direct, l'autre pyrétique. Donc la fièvre et l'inflammation sont des modes pathogéniques, et non des fonctions, à moins que par *fonction* on entende seulement parler d'un mécanisme indifférent au bien et au mal, ce qui est la négation complète de l'idée de fonction. On comprend qu'au point de vue de la chaleur intégrante, pensant, et vivifiant l'organisme, l'inflammation et la fièvre aient pu être considérées comme un effort du principe vital contre ses ennemis. Mais pour nous la chaleur est un produit, altérable comme les autres produits organiques, elle est l'effet et non la cause de la vie. Aussi les changemens de température généraux et partiels dénotent-ils pour nous une simple déviation de la vitalité, et non un surcroît d'activité vitale.

Après ces explications, il nous semble qu'on peut concevoir la distinction des fièvres et de la fièvre, des phlegmasies et de l'inflammation; les fièvres et les phlegmasies étant des genres nosologiques, des groupes de maladies, la fièvre et l'inflammation n'étant que des symptômes, et à un autre point de vue un des deux modes pathogéniques, suivant lesquels les maladies et les phénomènes morbides se développent. Telle est la nature de l'inflammation.

Cette solution nous permet d'étudier Hunter avec beaucoup de fruit. En effet, nous pouvons puiser dans son livre une foule de renseignements précieux, d'observations intéressantes, d'expériences admirables. Voulons-nous étudier l'inflammation en elle-même, nous trouverons des recherches sur la chaleur, sur la rougeur, la tumeur et la douleur. C'est dans ces sortes d'analyses que le pathologiste anglais se surpasse : rien ne l'arrête dans sa marche. La difficulté irrite son génie, jamais elle ne le décourage; il aborde tout de front, et quand il se trompe, il instruit encore. C'est un homme dont les erreurs mêmes sont à étudier, parce qu'elles contiennent une foule de vérités partielles. Quant à la classification qu'il a faite des phlegmasies, si nous la jugeons au point de vue médical elle est bien insuffisante; mais en anatomie pathologique, c'est un trait de lumière. Elle est devenue classique, c'est tout dire.

L'histoire de la réunion par première intention, telle qu'il l'a tracée, est assurément un des plus beaux travaux que nous possédions. Elle doit aujourd'hui surtout fixer l'attention des observateurs. L'organisation du sang, comme moyen de cicatrisation dans les solutions de continuité qui ne sont point exposées à l'air est une vérité de premier ordre en physiologie pathologique.

CONCLUSION.

La chirurgie, depuis un demi siècle environ, a pris un tel essor que vraiment aucune époque, pas même celle de l'académie royale de chirurgie, ni celle d'Ambroise Paré et de Franco, ne saurait lui être comparée. La science chirurgicale a puisé la lumière à toutes les sources. Hunter interrogea la physiologie et lui demanda l'histoire des phénomènes morbides les plus cachés; Desault et Bichat empruntèrent à l'anatomie tous les renseignements qu'elle pouvait fournir sur la production des lésions chirurgicales; et leurs élèves ont, par l'étude de l'anatomie chirurgicale élevé la médecine opératoire à un très haut degré de perfection. Boyer a laissé au monde un de ces monuments qui peuvent être vieux dès leur naissance, mais avec le bel avenir de rajeunir chaque jour. La France n'a donc point failli à sa destinée, et Guy de Chauliac, Ambroise Paré ont trouvé un digne continuateur. Nous verrons quelque jour sans doute élever des statues à leur émule, car Boyer est une des grandes figures du dix-neuvième siècle. Mais que dirais-je de celui qui depuis quelques années alaissé la science dans le veuvage, de celui que la haine poursuit au-delà de la tombe, mais que l'admiration précédait pendant toute sa vie, et dont le nom seul est synonime de grandeur. Le majestueux maître de l'Hôtel-Dieu a terminé cette grande époque, comme Socrate a fermé le siècle de Périclès.

Entre ces grands chirurgiens et physiologistes quelles différences! Quelle diversité dans le génie! qu'on cherche à rapprocher l'un de l'autre Hunter et Dupuytren, Bichat ou Boyer, et l'on ne verra qu'une grande puissance qui soit commune à chacun d'eux, et que chacun d'eux manifesta sur un ordre de faits particulier. Il n'appartient pas à un homme de juger ceux qu'il doit vénérer, ceux qu'il doit chercher à imiter, sans prétendre les atteindre. D'ailleurs qu'est une opinion personnelle en pareille matière? L'expression d'une connaissance imparfaite, d'une appréciation plus ou moins passionnée. Nous ne devons donc point nous permettre de juger qui fut le plus grand, le plus utile de Hunter, de Bichat, de Boyer et de Dupuytren. Qu'il suffise à l'École française de savoir qu'elle domine toutes les autres. Quelle garde ce dépôt de grandeur, sans méconnaître les services que les écoles du reste de l'Europe rendent ou ont rendus à la science.

Il ne nous appartient nullement de dire aux chirurgiens : *Suivez cette direction plutôt que telle autre, si vous êtes jaloux de conserver la suprématie que vos maîtres ont conquise.* Néanmoins il est toujours permis à un ami de donner un conseil.

Or, il me semble, que depuis quelques années, la chirurgie française a négligé les grandes choses de l'art pour s'occuper trop exclusivement de petites minuties opératoires. Eh ! puisqu'elle ne rétrograde pas vers les théories mécaniques de l'école de Leyde, quelle sache se soustraire à quelques hautes influences, que je qualifierais de malfaisantes, si j'étais sûr qu'on fera comme moi la part des doctrines et des personnes. L'iatromécanique est essentiellement stérile; elle est grosse d'erreurs par son principe, par sa méthode.

Qu'elle suive l'exemple de Hunter, de Bichat, de Dupuytren; quelle arbore franchement le drapeau du vitalisme. Ici l'erreur est de l'homme et non de la doctrine qu'il professe; tandis que dans le *physicisme* l'erreur est de la doctrine, et la vérité ne peut être que de l'inconséquence. Qu'on le sache bien surtout, le plus grand ennemi du vitalisme, c'est l'ignorance. Si on le connaissait, il n'y aurait que des vitalistes.

J'ai cherché dans ces études sur les doctrines de Hunter à présenter la solution des questions les plus élevées, les plus ardues de la physiologie et de la pathologie, en opposition aux points sur lesquels Hunter m'a paru errer. Ces idées sans doute paraîtront fort différentes de celles qui ont cours ; un pareil travail ne ressemble guère à cette fausse monnaie qu'on lance dans le public sous le nom de *statistiques*. Mais je m'adresse surtout aux intelligences qui cherchent la vérité avec candeur, qui croient permis à un homme d'exposer une idée, lorsqu'il l'a suffisamment élaborée, pour montrer au moins qu'il n'est point étranger au sujet qu'il traite. Tout ce que je puis souhaiter de plus flatteur de la part des médecins qui me liront, c'est l'honneur d'une objection.

Je remercie M. Richelot de nous avoir fait connaître les travaux de J. Hunter, dans une traduction dont les notes sont parfois à la hauteur du texte. Je le remercie non seulement en mon nom, mais au nom de la jeunesse médicale à laquelle il a consacré de longues veilles. Puisse ce faible témoignage d'une gratitude sincère encourager le traducteur d'Astley Cooper et de Hunter à populariser en France les chefs-d'œuvre de la Grande Bretagne !

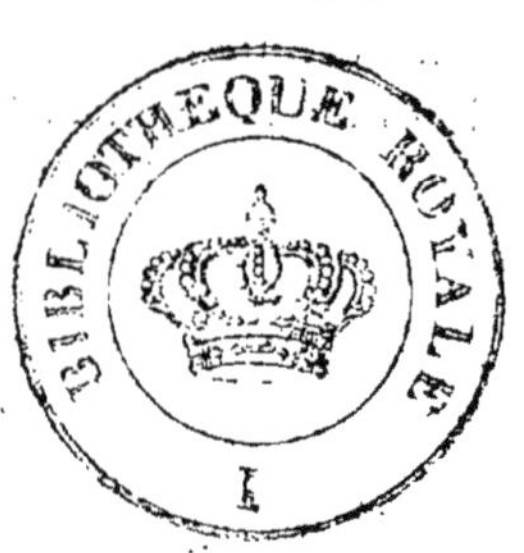

Imprimerie de P. Baudouin, rue des Boucheries St-G. 38.

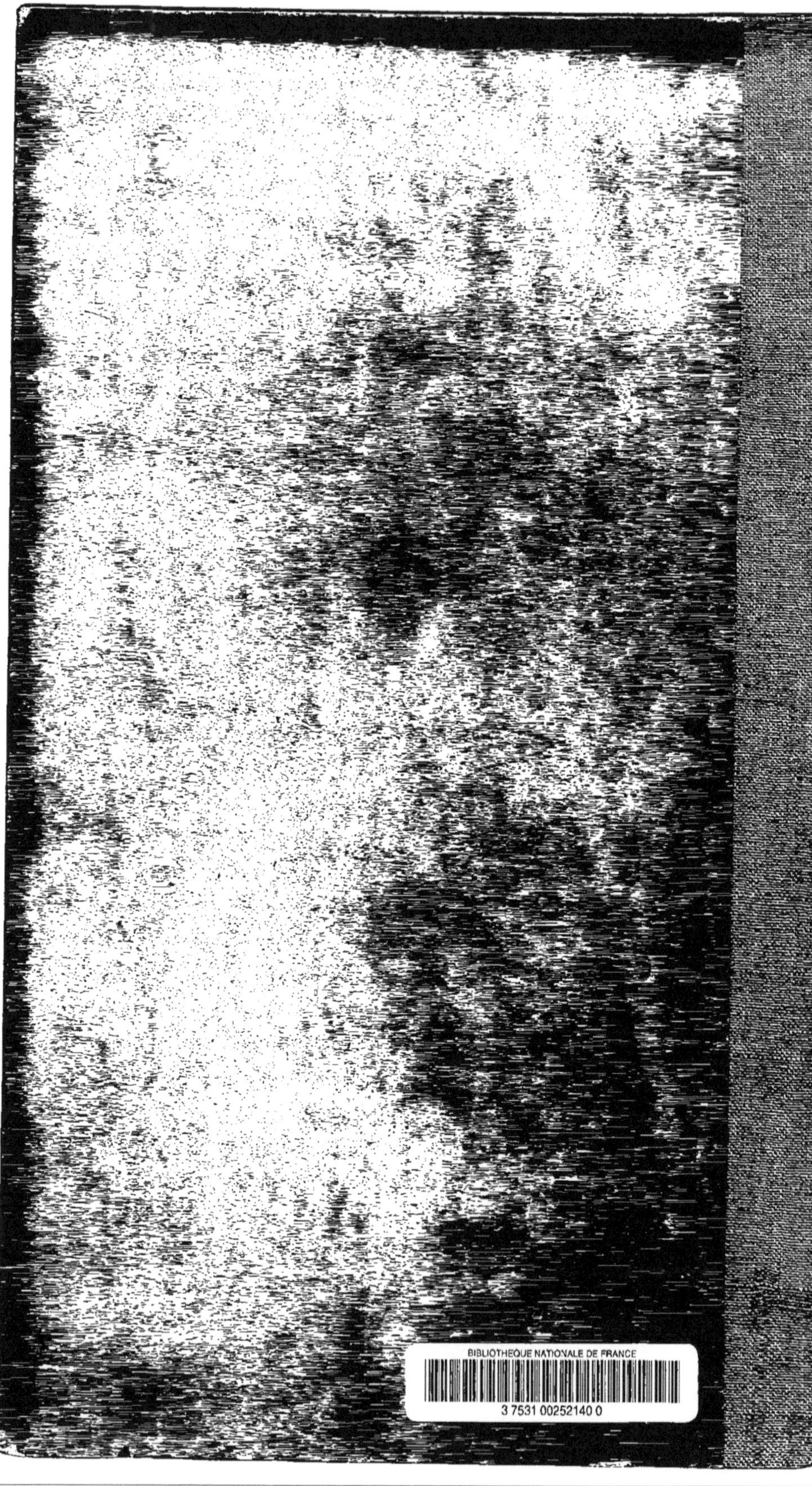

www.ingramcontent.com/pod-product-compliance
Ingram Content Group UK Ltd.
Pitfield, Milton Keynes, MK11 3LW, UK
UKHW021140230726
13926UKWH00002B/879

9 782013 615235